Klinische Ergebnisse der Synovektomie bei primär chronischer Polyarthritis

Klinische Ergebnisse der Synovektomie bei primär chronischer Polyarthritis

Von

Prof. Dr. N. GSCHWEND (Zürich), Dr. J. WINER (Zürich),
Prof. Dr. A. BÖNI (Zürich); Kantonsspital Zürich,
Universitäts-Rheumaklinik und Institut für physikalische Therapie

Mit 29 Abbildungen und 22 Tabellen

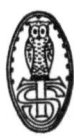

SPRINGER-VERLAG BERLIN HEIDELBERG GMBH 1976

Sonderausgabe aus Zeitschrift für Rheumatologie, Band 35, Hefte 1/2 und 3/4, 1976

Alle Rechte vorbehalten

(insbesondere des Nachdrucks und der Übersetzung)

Kein Teil dieses Buches darf in irgendeiner Form (durch Photokopie, Mikrofilm, Xerographie oder ein anderes Verfahren) ohne schriftliche Genehmigung des Verlages reproduziert werden. Bei Herstellung einzelner Vervielfältigungsstücke des Werkes oder von Teilen des Werkes ist nach § 14, Abs. 2 URG eine Vergütung an den Verlag zu entrichten, über deren Höhe der Verlag Auskunft erteilt.

Copyright 1976 by Springer-Verlag Berlin Heidelberg
Ursprünglich erschienen bei Dr. Dietrich Steinkopff Verlag GmbH & Co. KG Darmstadt 1976

Die Wiedergabe von Gebrauchsnamen, Handelsnamen, Warenbezeichnungen usw. in dieser Veröffentlichung berechtigt auch ohne besondere Kennzeichnung nicht zu der Annahme, daß solche Namen im Sinne der Warenzeichen- und Markenschutzgesetzgebung als frei zu betrachten wären und daher von jedermann benutzt werden dürften.

CIP-Kurztitelaufnahme der Deutschen Bibliothek

Gschwend, Norbert
Klinische Ergebnisse der Synovektomie bei primär chronischer Polyarthritis / von N. Gschwend; J. Winer; A. Böni. – 1. Aufl.
ISBN 978-3-7985-0462-2   ISBN 978-3-662-12154-2 (eBook)
DOI 10.1007/978-3-662-12154-2

NE: *Winer, J.; Böni, Albert:*

Gesamtherstellung: Heidelberger Verlagsanstalt und Druckerei GmbH, Heidelberg

Vorwort

In zahlreichen Publikationen wurde über die Ergebnisse der Synovektomie geschrieben, wobei der eine oder andere Gesichtspunkt berücksichtigt wurde. In der vorliegenden Arbeit wurde versucht, möglichst viele Parameter für die Beurteilung zu erfassen, um ein möglichst objektives Bild über den therapeutischen Wert bei 100 Knie- und 370 Fingersynovektomien zu erhalten.

Bei der Untersuchung sind unter anderem folgende wichtige Gesichtspunkte berücksichtigt worden:

Die operativen Ergebnisse wurden nicht von den operierenden Chirurgen beurteilt, sondern von einer rheumatologisch geschulten Ärztin, die nicht einem Klinikstab angehört.

Bekanntermaßen ist die Beurteilung der Röntgenbilder nach objektiven Gesichtspunkten oft sehr schwierig, da sehr häufig „subjektive Eindrücke" überwiegen. *Gschwend* ist es gelungen, für die Beurteilung – vor allem für die synovektomierten Fingergelenke – ein umfassendes Punktsystem aufzustellen, um damit die Auswertung keinem Zufall zu überlassen.

Neben dem rein lokalen Gelenksbefund wurde zur Zeit der Operation und bei den nachfolgenden Kontrollen ein intern rheumatologischer Status mit entsprechenden Laboruntersuchungen durchgeführt und in die Beurteilung miteinbezogen.

Endlich ist darauf hinzuweisen, daß es sich um eine Langzeitstudie von fünf Jahren handelt mit verschiedenen dazwischen liegenden Kontrollen.

Die Überprüfung durch sogenannte Kontrollgruppen schien uns für die vorliegende Arbeit höchst problematisch und wenig aussagekräftig.

Im Wesentlichen erfährt lediglich der lokale Status hinsichtlich Schmerzen und Schwellungen eine Besserung, während die Gesamtaktivität des entzündlichen Grundprozesses sowie die Beweglichkeit und Deformität der synovektomierten Gelenke nur unwesentlich beeinflußt werden.

Die Ergebnisse dieser vielschichtigen Studie weisen unmißverständlich auf die Tatsache hin, daß eine einseitige Therapietaktik, sei es medikamentös, sei es orthopädisch-chirurgisch, dem Krankheitsbild der pcP niemals gerecht werden kann. Nur in einem gut eingespielten Team von Fachleuten aus der Rheumatologie, physikalischen Therapie und Rehabilitation sowie Orthopädie kann dem pcP-Patienten wirkungsvoll geholfen werden. Deshalb ist die Synovektomie nicht ein Allheilmittel für die Behandlung der pcP, sondern kann nur im Gesamtrahmen der Therapiemaßnahmen eingegliedert werden.

A. Böni (Zürich)

Zürich, Frühjahr 1976

INHALT

Die operative Synovektomie (Eine kritische Analyse der Ergebnisse) 1

1. Geschichte 2
2. Bisherige Synovektomiearbeiten 2
3. Unsere Synovektomie-Nachuntersuchung 7
   3.1 Methodik 7
   3.2 Kasuistik 13
   3.3 Ergebnisse aus orthopädischer Sicht 14
4. Analyse der Röntgenbilder der Fingersynovektomien 25
5. Diskussion 30
6. Anhang 32
7. Literatur 36

Einfluß der Kniesynovektomie auf den Krankheitsverlauf der pcP-Patienten . 37

1. Untersuchungsmethodik und Krankengut 38
2. Synovektomieergebnisse 40
3. Besprechung der Synovektomieergebnisse 45
4. Literatur 48

Die operative Synovektomie

Eine kritische Analyse der Ergebnisse

1. Geschichte

Die Synovektomie d. h. operative Entfernung der Synovialis feiert 1977 ihren 100. Geburtstag. 1877 hat *Volkmann* vermutlich als erster bei einem tuberkulösen Kniegelenk das erkrankte Stratum synoviale entfernt. Ende des 19. Jahrhunderts erfuhr die Synovektomie von entzündlich rheumatischen Kniegelenken in Deutschland *(Schüller, Müller)*, um die Jahrhundertwende in Frankreich (Mignon) und in den ersten Dezenien dieses Jahrhunderts in USA *(Goldwaith, Murphy)* eine gewisse Verbreitung. Die wenig gezielte Auswahl der Patienten, eine eher traumatisierende Operationstechnik und unsystematische Nachbehandlung trugen vermutlich die Hauptschuld an den eher pessimistischen Beurteilungen des Verfahrens *(Sweet, Ghormley* und *Cameron, Henderson, Allison* und *Coonse, Speed, Jones, Steindler, Boon-Itt)*, das bis vor rund 20 Jahren wieder weitgehend in Vergessenheit geriet.

Erst die systematische Erforschung des Krankheitsbildes der Polyarthritis, die Differenzierung ihrer verschiedenen Erscheinungsformen, das Studium der Pathogenese und Pathomorphologie der Zerstörung, aber auch die kritische Bewertung der beschränkten konservativen Behandlungsmöglichkeiten und Erfolgsaussichten führten Rheumatologen und Orthopäden in enger Zusammenarbeit *(Laine* und *Vainio, Mason* und *Vaughan-Jackson)* auf der Suche nach besseren Methoden zurück zur fast vergessenen Synovektomie.

2. Bisherige Synovektomiearbeiten

Die Zahl der Autoren, die sich in den letzten 15–20 Jahren mit der Synovektomie auseinandersetzten, ist kaum zu überblicken. Optimismus und Pessimismus schimmern in buntem Wechsel zwischen den Zeilen hervor. Lohnt sich der Aufwand für das operierte Gelenk, die operierte Sehnenloge? Wird das allgemeine Krankheitsgeschehen überhaupt beeinflußt? Dies sind nur 2 der wichtigsten und bis heute nicht einheitlich beantworteten Fragen, die jeden Arzt interessieren müssen, der Polyarthritiker zu behandeln und zu beraten hat.

Vergleichen wir die Mitteilungen einiger Autoren, die ihre Synovektomieergebnisse erst in jüngster Zeit publizierten, so ergibt sich das in Tab. 1 und 2 dargestellte Bild.

Aus den meisten Synovektomiearbeiten (Knie-, Fingergelenke) geht fast übereinstimmend hervor

A. Positiv

1. Eine günstige Wirkung der Synovektomie auf den Schmerz und damit eine meistens positive Beeinflussung der Funktion.
2. Eine Beseitigung oder Verminderung der Schwellung.
3. Keine nennenswerte Beeinflussung der Beweglichkeit des operierten Gelenkes.

B. Negativ

4. Die Abhängigkeit des Ergebnisses vom Grad der präoperativen Zerstörung und damit zweifellos in engem Zusammenhang:
Eine relativ häufige Verschlechterung des Röntgenbildes nach der Operation.
5. Eine allmähliche Verschlechterung des klinischen Ergebnisses mit steigendem Abstand von der Operation und damit verbunden:
Die Zunahme von sog. Rezidiv-Synovitiden in den der Operation folgenden Jahren.

Uneinheitlich sind dagegen die Auffassungen, inwieweit die Synovektomie vor allem eines größeren Gelenkes imstande ist, den Gesamtprozeß, d. h. die Aktivität der Krankheit und damit die Progredienz des Leidens an den anderen, nicht operierten Gelenken zu beeinflussen.

Es fehlt vor allem auch an vergleichenden Studien über die Progredienz des Leidens an operierten und nicht operierten Gelenken dort, wo der synovitische Befall von Gelenken vergleichende Beobachtungen nahelegen würde. Abgesehen von der ethischen Fragwürdigkeit und den psychologischen Schwierigkeiten, die die Vorenthaltung eines subjektiv als erfolgreich empfundenen einseitigen Eingriffs für die Gegenseite mit sich bringen müßte, sind Rückschlüsse bei der prinzipiell stets ungewissen Prognose jeder pcP und dem oft kapriziös unterschiedlichen Verlauf an den einzelnen Gelenken, für den wir keine Erklärung haben, nur mit äußerster Zurückhaltung zu ziehen.

Analysiert man die *Kriterien*, nach welchen die meisten Synovektomie-Erfolgsstatistiken erstellt worden sind, so ist man erstaunt, daß die Unterschiede in den erzielten Ergebnissen nicht noch größer sind, und zwar aus folgenden Gründen:

1. *Uneinheitliches Krankengut* der verschiedenen Statistiken
a) Nach Geschlecht
b) Nach Alter
c) Nach Beruf: Unterschiedliche Ergebnisse sind zu erwarten je nach körperlicher Beanspruchung der operierten Gelenke
d) Nach der Dauer des bestehenden Leidens

Tab. 1. Kniesynovektomie – Ergebnisse verschiedener Autoren.

Autoren	Jahr der Publikation	Anzahl Fälle	Anzahl Knie	Beobachtungszeit	Stadium	Daten über Operationstechnik	sehr gut	gut	mäßig	schlecht	Komplikationen	Rezidiv
Staf Geens, Clayton, Leidholt, Smyth, Bartholomow	1972	23	31	7–49 Monate (23 Monate)	meist III ARA	Synovektomie und Débridement	7	6 42,5%	7 28%	11 35,5%		5 Fälle, (Biopsie bestät. in 2 Fällen)
Ranawat, Ecker, Straub	1972	46	60	1–8 Jahre (31 Monate)	II/III ARA	24x Patellectomie 22x ant. und post. Synov.	1 37%	21	22 37,5%	16 21%	Valgus 4x, Flexionskontraktur 5x, 16 Fälle Reoperation	7 Fälle
82 Tillmann	1972			6 Monate – 3 Jahre	10 Frühsynov. 72 Spätsynovektomien	Bei Spätsynov. wurden noch Meniscectomie (30x), Randzackenentfernung (34x) und Bandersatz (8x) durchgeführt.	früh 6 früh 3 früh 1 früh 0 spät 33 spät 28 spät 7 spät 4 90% 10% 9,5% 5,5% 85%				Bandlockerung (7x) nach zusätzl. Eingriffen	2 Fälle
Taylor, Harbison, Pepler	1969	78	110	6 Monate – 6 Jahre	II/III/IV ARA	11x Patellectomie	60,8%		26,8%	12,4%		
Jakubowski	1972	102	150	2,5 – 7 Jahre	meist Spätsynov.	91 einfache Synov. 59 Synov. und Débridement, event. Patellectomie		56 37%	38 26%	56 37%	24x Reoperation bei schlechten Ergebnissen	
Behnke, Holland	1973	21	32	3 Monate – 3 Jahre (1,7 Jahre)	III (Steinbr.)	24x Débridement	9 68,5%	14	3 10,5%	6 21%	1x distale Quadriceps-Muskulatur-Ossifikation	
Mohing	1973	140		1–7 Jahre	meist Frühsynov.	Operation nach Mori	86,8%		8,7%	4,5%		
Goldie	1974	29	32	7 Jahre	meist II/III	Synov. und zeitweise Débridement		24 75%		8 25%	4x Versteifung nach Synov.	
Laurin, Derome, Desmarchais, Deziano, Gariepy	1974	49	66	7,5 Jahre	meist II/III ARA		20 63%	18	13 21,5%	9 15,5%		

Klassifizierung – zu Tab. 1

Staf Geens, Clayton, Leidholt, Smyth, Bartholomow

sehr gut	Keine Beschwerden, Verbesserung der Beweglichkeit.
gut	Keine/geringe Beschwerden, Verbesserung der Beweglichkeit, zeitweises Fehlen voller Extension.
mäßig	Geringe Schmerzen, Schwellung gleich/vermindernd, Beweglichkeit wie praeoperativ.
schlecht	Schmerzen, Schwellung, verminderter Bewegungsumfang.

Ranawat, Ecker, Straub

sehr gut	Beschwerdefrei, stabil, normale Beweglichkeit.
gut	Beschwerdefrei, stabil, Beweglichkeit 0–90°.
mäßig	Zeitweise Schmerzen, Beweglichkeit wie praeoperativ, Fehlen voller Extension.
schlecht	Schmerzen, unstabil, Flexionskontraktur mehr als 10°.

Taylor, Harbison, Pepler

sehr gut	Keine Schmerzen, Beweglichkeit mehr als 120°.
gut	Gelegentliche Schmerzen, Beweglichkeit 90–120°.
mäßig	Gelegentliche Schmerzen, Beweglichkeit 60–90°.
schlecht	Starke Schmerzen, Beweglichkeit weniger als 60°

Jakubowski

gut	Keine Schmerzen und Schwellung, Verbesserung der Beweglichkeit.
mäßig	Gelegentlich Schmerzen, Beweglichkeit wie praeoperativ.
schlecht	Schmerzen, Schwellung, verminderter Bewegungsumfang.

Behnke, Holland

sehr gut	Keine Schmerzen, Beweglichkeit 0–90°.
gut	Gelegentlich Schmerzen und Schwellung, Fehlen voller Extension.
mäßig	Geringe Schmerzen und Schwellung, Beweglichkeit unverändert.
schlecht	Starke Schmerzen, verminderter Bewegungsumfang.

Mohing

gut	Keine/geringe Beschwerden, verbesserter/unveränderter Bewegungsumfang, verbesserte Gehfähigkeit.
mäßig	Weniger Schmerzen, unveränderte Beweglichkeit und Gehfähigkeit.
schlecht	Beschwerden, Befund unverändert wie praeoperativ.

Goldie   Eigene Punktkriterien.

Laurin, Derome, Desmarchais, Deziano, Gariepy

sehr gut	Keine Schmerzen, Verbesserung der Beweglichkeit.
gut	Gelegentlich Schmerzen, Beweglichkeit wie praeoperativ.
mäßig	Gelegentliche Schmerzen,, 20 % Verlust der Beweglichkeit, Knie stabil.
schlecht	Schmerzen, 20 % und mehr Verlust der Beweglichkeit, Unstabilität.

Tab. 2. Fingersynovektomie – Ergebnisse verschiedener Autoren

Autoren	Jahr der Publi- kation	Anzahl Pat.	Anzahl Gelenke	operierte Gelenke	Beobach- tungszeit	Ergebnisse Schmerzen	Schwellung	Bewegung	Fehlstellung	Rezidiv
Wilde, Sawmiller	1969	23	69	PIP	30 Mo	35 Gelenke (geleg. 26 starke 9)	10 Gelenke	Bewegungs- einschränkung 30–50° – 3 Gel. Beweg. wie vor OP oder Ver- bess. – andere		
Kenesi	1971	37 (40 Hände)	97	MCP	6–36 Mo	ohne 25 leichte 12 starke 3		Beweglichkeit aktiv passiv üb.80° 21% 44% 40–80° 54% 40% 40° 22% 10%	Funktion der Hände: normal 18 subnorm. 18 vermind. 4	
Ellison, Kelly, Flatt	1971	67	390	MCP PIP	3 Mo bis 10 Jahre (Durchschn. 4,5 Jahre)	33 Patienten (aber gerin- ger als vor OP)	20 Patienten	57 Patienten Bewegungsein- schränkung mehr als 15°	38 Patienten	
Pahle	1973	93 (114 Hände)	233	PIP	2 Mo bis 5 Jahre (Durchschn. 26 Mo)	7 Gelenke	kein 48 leicht 141 sichtbar 44	Durchschnitt Flex. Kontrakt. 0–45 (11°) Bew. Ausmaß 50–110 (87°)	7 Gelenke	4
Wilde	1974	34	98	PIP	1 Jahr bis 5,8 Jahre (Durchschn. 36,5 Mo)	ohne 73 verm. 14 wie vor OP 11	30%	vermindert durchschnitt- lich 4°		7 Gelenke mit Schwel- lung und Schmerzen

e) Nach der Anzahl betroffener Gelenke
f) Nach den immunologischen Parametern
g) Nach Krankheitsstadium: Eine grobe Differenzierung in Früh- und Spätsynovektomien wird den vor allem in letzterer Gruppe bestehenden z. T. erheblich unterschiedlichen Zerstörungsgraden nicht gerecht
h) Nach der Zeit seit der Operation. Die wenigsten der uns bekannten Statistiken verfolgen ein und denselben Fall über Monate und Jahre, als daß der Vergleich genügend großer Kollektive in analogen Zeitabschnitten nach der Operation möglich wäre.
i) Nach dem histologischen Bild
k) Nach der Krankheitsaktivität im Augenblick der Nachuntersuchung.

2. Keine Berücksichtigung der vor, während oder nach der Operation verabreichten medikamentösen Therapie. Die Art und Wirksamkeit der Medikamente, insbesondere der Analgetica, evl. sogar der Steroidapplikation, beeinflußt bzw. verfälscht unter Umständen auch das Operationsergebnis.

3. *Unterschiedliche Operations- und Nachbehandlungstechnik*, verschiedene Operateure: Dies beeinflußt nicht nur die Radikalität der Synovektomie und damit vielleicht auch die Höhe der Rezidivquote, sondern je nach Zugang, Ausdehnung des Eingriffs und Traumatisierung des Gewebes den Erfolg der Operation bezüglich postoperativen Schmerzen, Beweglichkeit und Sekundärarthrose.

4. Keine einheitliche Untersuchung (mehrere Untersucher, Beurteilung u. U. aufgrund von Krankenblättern.

5. *Verschiedene Untersuchungskriterien:*
Unterschiedliche Handhabung des Begriffes „Gut". Verschiedene Bewertung der Schwellung oft ohne Differenzierung ob es sich um eine Weichteilschwellung, eine Rezidivsynovitis oder ein Reizknie bei Sekundärarthrose handelt.
Auf die Problematik der Definition einer Rezidivsynovitis soll später näher eingegangen werden.

6. Recht unterschiedlich wird auch die Beeinflussung des *radiologischen Aspekts* durch die Synovektomie beurteilt. Hier spielen nicht nur die allbekannten Schwierigkeiten, ja Unmöglichkeit der Feindiagnostik an Großgelenken, wie etwa am Kniegelenk (und die z. T. erheblichen Unterschiede je nach Projektion) eine Rolle, sondern auch die fast erstaunlich anmutende Tatsache, daß die Auswertung der Röntgenbilder offensichtlich ohne Anwendung eines Punktesystems erfolgte und damit weitgehend dem subjektiven Eindruck des Untersuchers überlassen blieb, was sich bei verschiedenen Untersuchern verheerend auswirkt.

Die Erfolgsbewertung mit den Attributen sehr gut, gut, mäßig und schlecht oder ähnlichem, hat dort, wo ein subjektives Werturteil des Kranken vorliegt, seine Berechtigung. Als objektives Maß für die Wirksamkeit der Synovektomie, wie es in den genannten Statistiken (Tab. 1) Anwendung findet, haftet ihr der entscheidende Nachteil an, daß sie den postoperativen Zustand mit dem Normalzustand zu vergleichen trachtet, statt für den Einzelfall den Punktegewinn bzw. -verlust im Vergleich zum präoperativen Zustand in Rechnung zu stellen.

Konkret heißt dies, daß die vollständige Schmerzbeseitigung bei einer Spätsynovektomie mit ausgeprägter Schwellung auch dann als sehr gutes Ergebnis gewertet werden darf, wenn die Beweglichkeit nicht normal, aber besser als präoperativ ist, nicht aber bei einer Frühsynovektomie, die keine normale Beweglichkeit erreicht oder gelegentliche Schwellungen aufweist. *Entscheidend für die Erfolgsbewertung sollte weniger der aktuelle Zustand im Vergleich zum Normalen als die Größe des Punktegewinns, das Ausmaß der Verbesserung oder Verschlechterung im Vergleich zum präoperativen Zustand sein.*

3. Unsere Synovektomie-Nachuntersuchung

3.1. Methodik

Im Bestreben, den Wert der Synovektomie besser zu erfassen und die subjektive Komponente der Nachuntersuchung durch möglichst viele objektive und reproduzierbare Daten zu ergänzen, sind wir bei der Nachuntersuchung von 100 Knie- und 370 Finger-Synovektomien wie folgt vorgegangen:

3.1.1. Die *gleiche Person*, eine *rheumatologisch geschulte Ärztin*, die dem Operationsergebnis weniger subjektiv gegenübersteht als der Operateur, führte

3.1.2. *Untersuchungen in regelmäßigen Abständen* nach *3, 6, 12* und *24 Monaten* und für einen Teil der Fälle nach *3, 4* und *5 Jahren* nach der Operation durch.

3.1.3. *Untersuchung* nach einem sog. *orthopädischen Schema*, das vor allem die *morphologisch funktionelle* Seite des Kranken berücksichtigt (Abb. 1) und nach einem sog. *rheumatologischen* Untersuchungsschema, das in erster Linie auf die *serologisch-humoralen* Aspekte der Krankheit Rücksicht nahm.

3.1.4. Es wurden regelmäßig *Röntgenkontrollen* durchgeführt des *operierten und nicht operierten Kniegelenkes* bei den Kniesynovektomien und beider Hände dv bei Synovektomie der Fingergelenke. Später ergänzen Ballfangaufnahmen nach *Norgard* und Spezialaufnahmen nach *Brewerton* die einfachen dv-Aufnahmen. Die Beurteilung und der Vergleich der prä- und postoperativen Bilder erfolgte durch ein und denselben Arzt. Seine Beurteilung wurde mit der eines unabhängig von ihm arbeitenden zweiten Arztes verglichen.

3.1.5. Da *derselbe Operateur* in über 80 % aller Knie- und in mehr als 90 % aller Finger-Synovektomien den Eingriff ausführte, fielen keine nennenswerten Unterschiede bezüglich Operationstechnik und Nachbehandlung ins Gewicht.

3.1.6. Die erwähnten Untersuchungsschemen (3) umfassen einen Gesamtstatus des Bewegungsapparates und erlauben damit auch die exakte Verfolgung des Schicksals der nicht operierten Gelenke und Sehnenfächer, sowie, aufgrund einiger Funktionsteste, die Prüfung der Größe des Invaliditätsgrades. Überdies wird mit dem rheumatologischen Schema durch eine ganze Anzahl serologischer und humoraler Untersuchungsbefunde die Erfassung der Aktivität im Zeitpunkt der jeweiligen Nachuntersuchung und in einer regelmäßigen Zeitfolge möglich. Die früher und im Zeitpunkt der Untersuchung verabreichte Medikation wird auf demselben Bogen genau erfaßt.

3.1.7. Bei der *Kniesynovektomie* wurde das Gelenkpunktat bezüglich immunologischer und enzymatischer Parameter untersucht.

3.1.8. Die *Synovektomiepräparate* wurden von zwei auf diesem Gebiet spezialisierten Pathologen untersucht.

3.1.9. In 10 Fällen von Kniesynovektomien, wo die Nachuntersuchungen das Vorliegen einer Gelenkschwellung mit Erguß ergaben, und die Entscheidung, ob eine *Rezidivsynovitis* vorlag, aus bekannten Gründen (s. u.) unmöglich schien, ließen wir das *Punktat* hinsichtlich der rheumatischen und entzündlichen Parameter untersuchen (Nachweis von Rheumafaktor, Immunkomplex und Enzymaktivität).

ad 3.1.3. Untersuchungsschema

Abb. 1 zeigt den orthopädischen und den rheumatologischen Untersuchungsbogen (siehe *Winer Böni*).

Tab. 3 stellt das 18-Punkteschema für die Auswertung der Röntgenbilder des Kniegelenks

Tab. 4 das 18-Punkteschema der Fingergelenksröntgenbilder dar.

Die *Auswertung* der Untersuchungsschemen erfolgte nach einem *Punktesystem*, das unseres Erachtens gegenüber einer Gruppeneinteilung (z. B. gut, mäßig, schlecht etc.) den Vorteil hat, weniger der Subjektivität der Bewertung unterworfen zu sein. Überdies erlaubte die Punktebewertung die graphische Darstellung des Behandlungserfolges in Abhängigkeit von der seit der Operation verstrichenen Zeit.

Es wurden sowohl für das Knie-, wie die operierten Fingergelenke folgende Parameter *punktemäßig* erfaßt: Schmerz, Schwellung, Beweglichkeit, Fehlstellung und Röntgenbild. Entsprechend den Besonderheiten des Kniegelenks und der Fingergelenke wurden die Parameterpunkte wie folgt definiert: (s. Tab. 5 u. 6)

Kniegelenk (Tab. 5).

Der Normalzustand entsprach mit Bezug auf Schmerz, Schwellung, Beweglichkeit und Fehlstellung 0 Punkten *). Diese Art der Einteilung ermöglichte eine bessere graphische Darstellung der pathologischen Abweichung im Koordinatensystem. 3 Punkte galten für jeden Parameter als schlechteste Wertung. Für jeden Parameter waren somit 4 Wertungen möglich, nämlich 0, 1, 2, 3. Da Fehlstellungen u. U.

---

*) 12 Punkte (4 × 3) entsprachen dem schlechtesten klinischen Zustand.

Tab. 3. Röntgenbilder-Auswertung synovektomierter Kniegelenke.
(Für jedes Gelenk einzeln auszuwerten.)

Name: Vorname: Alter:

KG-Nr. Gelenk: RE / LI

Datum: vor OP nach OP

Monate Monate Monate Monate Monate

Gelenkspalt normal	0
zu ¹/₃ verschmälert	1
zu ²/₃ verschmälert	2
über ²/₃ verschmälert	3
Gelenkspalt relativ gleich	0
bis ¹/₂ schmäler	1
über ¹/₂ schmäler	2
(medial tiefer mit x versehen, lateral tiefer mit o versehen)	
Usuren und Cysten	
keine	0
vereinzelte kleine	1
vereinzelte große oder viele kleine	2
Unruhe der Gelenkspaltkonturen	
keine	0
leichte Unruhe	1
sehr unregelmäßig, wellig oder Einbruch	2
Sekundärarthrotische Veränderungen	
keine	0
z. B. Osteophythen, einzelne kleine	1
mehrere kleine, mittlere	2
massive Osteophythose	3
Sklerose	
keine	0
leicht ausgedehnt oder umschrieben verstärkt	1
massiv mit Geröllcysten	2
Osteoporose	
keine	0
geringe	1
sehr deutliche	2
Subluxation	
keine	0
leichte	1
schwere	2

Gesamt-Punkte   /6   /6   /6   /6   /6

End-Note   1/6 – 6/6 = 1
(0–1–2–3)   7/6 – 12/6 = 2
                13/6 – 18/6 = 3

Bemerkungen:
Entwicklung der polyarthritischen Veränderung:
Entwicklung der arthrotischen Veränderungen:
  ↓   Verschlechterung
  ↓↓ starke Verschlechterung
  →   gleich
  ↑   Verbesserung

Operationsbefund:
(Insbesondere Klärung der Frage, wie weit Operationsbefund und präoperatives Röntgenbild übereinstimmen.)

Name des Auswerters

mehrere Komponenten umfassen, wurde die Punktezahl aufgeteilt. Dabei erfuhr das Streckdefizit eine analoge Wertung wie eine Varus- bzw. Valgusdeformität, die sich mit Instabilität, d. h. Seitenbandinsuffizienz des Gelenks kombinierte. Mit anderen Worten bewerteten wir ein Streckdefizit von mehr als 30° gleich schwer wie eine Varusdeformität von mehr als 20°, die mit einer Instabilität von mehr als 20° Seitenausschlag einherging.

Fingergelenk (Tab. 6).

An den Fingergelenken waren die Verhältnisse etwas komplizierter, weil hier spezifische Deformitäten vorkommen (Ulnar-/Radialabweichung, Knopfloch, Schwanenhalsdeformität), die das funktionelle Ergebnis wesentlich zu beeinflussen vermögen. Die Einteilung der Schweregrade erfolgte in Anlehnung an *Swanson* et al. (s. Abb. 1). In Klammern steht die Code-Nummer des betreffenden Parameters. Die

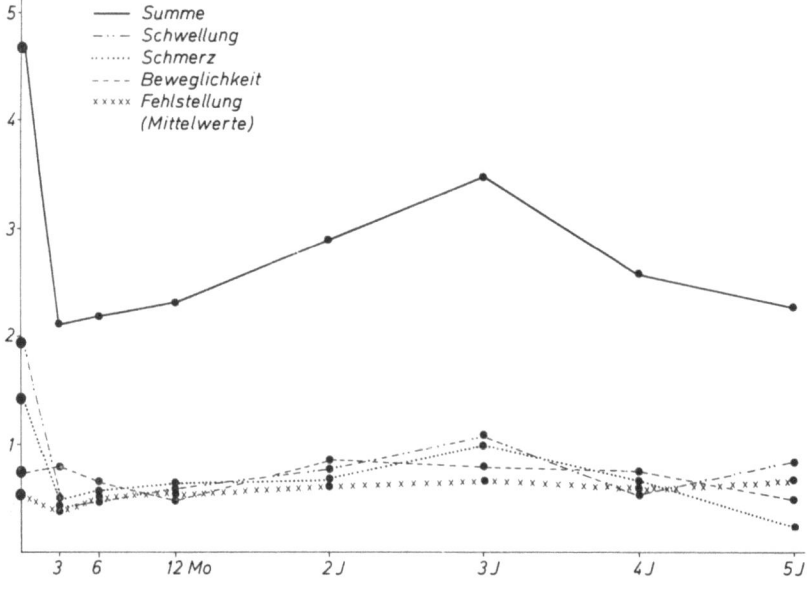

Abb. 2. Kniesynovektomie – Ergebnisse (100) im Verlauf der Zeit.

	MCP	PIP	DIP
a	1	1	1
b	2	2	2
c	3	3	3
d	4	4	4
e	5	5	5

Röntgenbild-Auswertung synovektomierter Fingergelenke

(Für jedes Gelenk einzeln auszuwerten.)

Name: Vorname: Alter: rechts / links

KG-Nr.

Datum:

vor OP   nach OP

Monate   Monate   Monate

a b c d e   a b c d e   a b c d e   a b c d e

Gelenkspalt verschmälert
  normal — 0
  bis ½ — 1
  über ½ — 2

Usuren und Cysten
  keine — 0
  gestörte Tradekelstrukt. — 1
  einzelne kl. Cysten bei erhaltenen Gelenken — 2
  einzelne große Cysten bei erhaltenen Gelenken — 3
  viele kleine Cysten — 4
  viele große Cysten — 5

Gelenkfläche
  erhalten — 0
  ²/₃ erhalten — 1
  ½ erhalten — 2
  ⅓ erhalten — 3
  total zerstört — 4

Subchondrale Sklerose
  durchgehend — 0
  unterbrochen — 1
  vollst. zerstört — 2

Osteoporose
  keine — 0
  gelenksnah — 1
  diffus — 2

Subluxation und Luxation
  Kontaktflächenverl.
  keiner — 0
  weniger als 50 % — 1
  über 50 % — 2
  vollst. lux. — 3

Gesamt-Punkte   /6

End-Note   1/6 – 6/6 = 1
(0–1–2–3)   7/6 – 12/6 = 2
          13/6 – 18/6 = 3

Tab. 5. Definition der Parameter für die Bewertung der Ergebnisse der Kniesynovektomien.

Auswertungsprinzipien des lokalen Operationserfolges

Schmerz	Schwellung	(Flexion) Beweglichkeit
0 – kein	0 – keine	0 – 125° oder mehr
1 – gelegentlich	1 – sichtbare	1 – 110°–125°
2 – bei Belastung	2 – deutliche	2 – 90°–110°
3 – Ruheschmerz	3 – > 10 %	3 – < 90°

Streckdefizit	Instabilität	Varus-Stellung	Valgus-Stellung
0 – voll	0 – – – – – –	0 – – – – – –	0 – – – – – –
½ – 5–10°	¼ – bis 10°	¼ – bis 10°	¼ – bis 20°
1 – 10–30°	½ – bis 20°	½ – 10–20°	½ 20–30°
1½ – > 30°	¾ – > 20°	¾ – > 20°	¾ – > 45°

Tab. 6. Definition der Parameter für die Bewertung der Ergebnisse der Fingersynovektomien.

I Schmerz

  0 – kein
  1 – gelegentlich
  2 – bei Belastung
  3 – Ruheschmerz

II Schwellung

  0 – keine
  1 – sichtbare
  2 – deutliche
  3 – 10 %

III Bewegungsumfang

MCP, DIP, IP	PIP	Daumen MCP
0 – 70° oder mehr	0 – 90° oder mehr	0 – 40° oder mehr
1 – 50° bis 70°	1 – 70° bis 90°	1 – 30° bis 40°
2 – 30° bis 50°	2 – 50° bis 70°	2 – 20° bis 30°
3 – weniger als 30°	3 – weniger als 50°	3 – weniger als 20°

IV Fehlstellung

MCP Langfinger

Ulnar- oder Radialabweichung	MCP (Daumen) Knopfloch	Schwanenhals	Knopfloch
0 – keine			
1 – 0° bis 10°	1 – –5° bis –20°	1 – +10° auf 50°	1 – –5° bis –10°
2 – 10° bis 30°	2 – –20° bis –40°	2 – +20° auf 30°	2 – –10° bis –30°
3 – mehr als 30°	3 – mehr als –40°	3 – +30° auf 10°	3 – mehr als –30°

V Instabilität

	Subluxation
0 – 0	0 – keine
½ – 0° bis 10°	½ – leicht
1 – 10° bis 20°	1 – mittel
1½ – mehr als 20°	1½ – schwer

am Kniegelenk noch zu einem Parameter zusammengefaßten „Fehlstellung" und „Instabilität" mußten an den Fingern, wo sie mehrheitlich unabhängig voneinander auftreten, getrennt aufgeführt werden, weshalb wir hier statt 4 Parameter mit einer maximalen Punktezahl von 12, 5 Parameter mit einer maximalen Punktezahl von 15 festlegten. Schmerz und Schwellung wurden an den Fingergelenken gleich wie am Kniegelenk beurteilt.

Die *Röntgenbilder* synovektomierter Gelenke wurden einzeln (entsprechend dem z. T. recht unterschiedlichen Zerstörungsgrad der verschiedenen Fingergelenke einer Hand) ausgewertet. In einem 18-Punkte-System (s. Tab. 3 u. 4) versuchten wir alle in Frage kommenden, bes. aber die spezifisch polyarthritischen Zerstörungszeichen ihrer Bedeutung entsprechend zu erfassen und sie von sekundärarthrotischen zu differenzieren. Die Gesamtpunktezahl 18 wurde gewählt, da sie durch 6 geteilt den klinischen Parametern gleichgesetzt und in Addition mit diesen in eine Gesamtwertung einbezogen werden konnte.

3.2 Kasuistik

Nach der genannten Untersuchungsmethode wurden 72 Patienten mit 100 Kniesynovektomien und Patienten mit 370 Fingersynovektomien analysiert.

Geschlecht, Alter, Dauer der Krankheit, Krankheitsstadium, Anzahl der gleichzeitig betroffenen Gelenke bei den Patienten mit Kniesynovektomien sind aus den Tab. 7 - 11 ersichtlich.

Tab. 7. Kniesynovektomie

n = 72	
Männer	19 %
Frauen	81 %

Tab. 8. Alter der Patienten vor der Kniesynovektomie

n = 72	
unter 20 Jahre	9,8 %
21–40 Jahre	37,3 %
41–60 Jahre	43,1 %
über 60 Jahre	9,8 %

Tab. 9. Dauer der Erkrankung vor der Synovektomie

n = 72	
unter 2 Jahren	10,4 %
2–5 Jahre	18,2 %
6–10 Jahre	15,4 %
über 10 Jahre	56,0 %

Tab. 10. Krankheitsstadium nach *Steinbrocker* vor der Kniesynovektomie

n = 72	
Krankheitsstadium I	9,7 %
Krankheitsstadium II	20,8 %
Krankheitsstadium III	47,2 %
Krankheitstadium IV	22,3 %

Tab. 11. Synovektomie und Art des Gelenkbefalls

monoartikulär	2 %
oligoartikulär *)	13 %
polyartikulär	85 %

*) oligoartikulär = bis 5 kleine Gelenke oder 1–3 große Gelenke

Daraus ergibt sich erwartungsgemäß ein starkes Überwiegen des weiblichen Geschlechts (⁴/₅ aller Patienten). Typischerweise befinden sich mehr als ⁴/₅ aller Kranken im Alter zwischen 20 und 60 Jahren mit einem Gipfel zwischen 40 und 50 Jahren. Für die richtige Würdigung der Ergebnisse ist die eher überraschende Feststellung bedeutungsvoll, daß rund ³/₄ aller Kranken ein bereits fortgeschrittenes Leiden aufweisen, d. h. sich im *Steinbrocker*stadium 3 und 4 befanden. Dem entspricht auch der Nachweis, daß die Krankheitsdauer vor der Operation in mehr als der Hälfte der Patienten über 10 Jahre betrug, wohingegen nur 10 % der Operierten weniger als 2 Jahre krank waren.

Anders ausgedrückt führten wir nur ausnahmsweise eine Früh-Synovektomie durch, *mehrheitlich* handelte es sich um *Spätsynovektomien*.

Auf die serologische Analyse des Krankengutes und die Frage der präoperativen medikamentösen Behandlung soll im rheumatologischen Teil näher eingegangen werden.

3.3 Ergebnisse aus orthopädischer Sicht

Wenn wir in diesem Zusammenhang von orthopädischer Sicht sprechen, so meinen wir die den operierenden Orthopäden besonders interessierenden und in unserer Studie von diesem registrierten Kriterien Schmerz, Schwellung, Beweglichkeit, Fehlstellung und Röntgenbild. Auf den graphischen Darstellungen Abb. 2 und Abb. 3 sind in der obersten Summationskurve alle addierten Parameter dargestellt. Ihr Verhalten im Verlauf der postoperativen Zeit ist deutlich sichtbar. Darunter finden sich die Einzelparameterkurven für Schmerz, Schwellung, Beweglichkeit und Fehlstellung. Auffällig ist die weitgehende Übereinstimmung der Ergebnisse der Knie- und Fingersynovektomien. Die Summationskurve beginnt hoch (es handelt sich vorwiegend um Spätsynovektomien) sinkt im ersten Halbjahrsteil ab (Kontrollen nach 3 und 6 Monaten) und steigt dann wieder an.

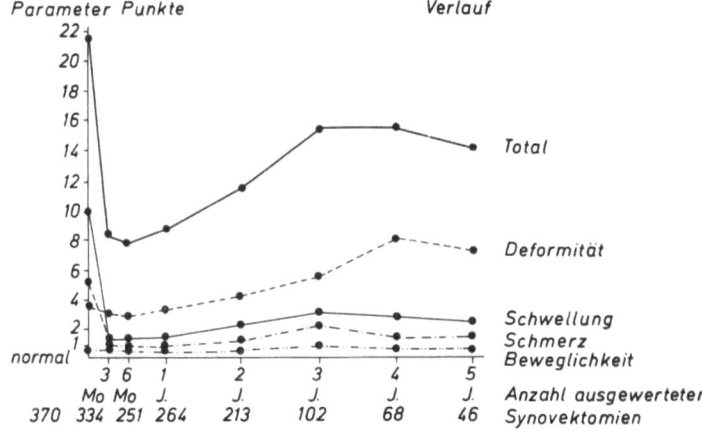

Abb. 3. Ergebnisse der Fingersynovektomie.

Dieser Anstieg erfolgt jedoch nicht bis zur Ausgangshöhe, d. h. das Ergebnis ist im Durchschnitt auch 3 Jahre nach dem Eingriff, wo der Anstieg seinen Höhepunkt erreicht, immer noch besser als vor der Operation. Überdies fällt auf, daß der Zustand sich im 4. und 5. postoperativen Jahr nicht zwangsläufig weiter verschlechtert, ja sogar sich etwas verbessert hat. Dabei ist lediglich zu berücksichtigen, daß nur ein Teil aller operierten Gelenke (25 Kniegelenke, 46 Fingergelenke) in der 5 Jahresstatistik erfaßt wurden. Wir haben deshalb, um die Aussagekraft über die „Langzeit-Ergebnisse" zu erhöhen, in einer erweiterten, erst kürzlich abgeschlossenen Studie die ältesten Fälle dieser Serie, bei denen der Eingriff 4–11 Jahre (bei einem Durchschnitt von 6,2 Jahren) zurücklag, gesondert betrachtet (s. u.). Beim Vergleich der Summationskurve mit den einzelnen Parameterkurven fällt überdies auf, daß der Kurvenanstieg bzw. die Verschlechterung der Ergebnisse nach 2 und 3 Jahren postoperativ bei den Fingersynovektomien überwiegend auf eine Zunahme der Fehlstellungen zurückzuführen ist, wohingegen die Symptome, die die Hauptindikation zum Eingriff darstellten, Schmerz und Schwellung, weiterhin in einem wesentlich günstigeren, d. h. tieferen Bereich verliefen. Die Zunahme der Fehlstellungen ist weiter nicht verwunderlich, handelte es sich doch in der Mehrzahl der Fälle (s. Tab. 10) um Spätsynovektomien. Diese Entwicklung kommt deutlich auch bei der Verfolgung der Röntgenparameterkurve (s. u.) zum Ausdruck, wo bei der Spätsynovektomie erwartungsgemäß eine Verschlechterung nachweisbar ist, die allerdings hauptsächlich auf eine fortschreitende Sekundärarthrose zurückzuführen ist.

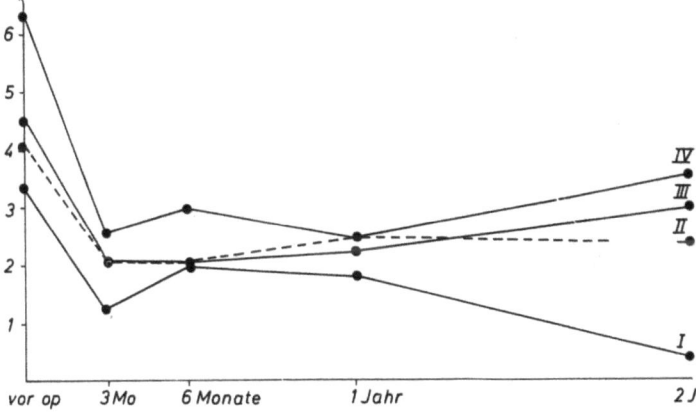

Abb. 4. Kniesynovektomie – Ergebnisse. Postoperativer Verlauf nach Krankheitsstadien.

Das unterschiedliche Verhalten von Früh- und Spätsynovektomie konnten wir aber auch bei getrennter Aufstellung der Parameter-Summationskurven für die Fälle von Früh- und Spätsynovektomie beobachten (s. Abb. 4). Hier bestimmt die Höhe des Ausgangswerts den Endwert, oder anders ausgedrückt, je tiefer der Parameterwert im Beginn bzw. der Grad des Gelenkschadens im Zeitpunkt der Operation, desto tiefer auch der Endwert. Bei eigentlichen Frühsynovektomien (Stadium I) ist in der ganzen Beobachtungszeit sogar eine Verbesserung zu beobachten, die an-

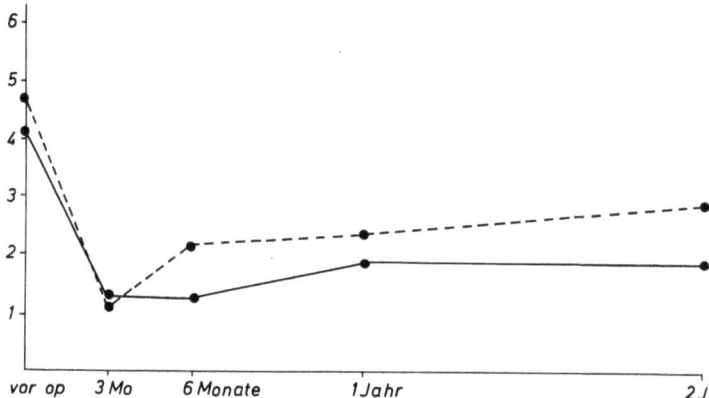

Abb. 5. Kniesynovektomie – Ergebnisse. ——— oligo- und monoartikuläre Fälle, - - - - - allgemeiner Mittelwert.

nähernd zum Normalzustand führt. Der günstigere Verlauf der Synovektomie bei mono- und oligoartikulären Fällen ist auf Abb. 5 ersichtlich.

Während bei den Fingersynovektomien *Fehlstellungen* postoperativ gehäuft zu sehen sind, verändert sich bei den Kniesynovektomien die Parameterkurve für Fehlstellungen kaum. Die *Gelenkbeweglichkeit* ist sowohl für Knie- wie Fingersynovektomien prä- und postoperativ bei allen Kontrollen weitgehend gleich.

Lassen die Parameterkurven besonders eindrücklich das Verhalten der einzelnen Symptome im Verlauf der postoperativen Zeit erkennen, so geben die Abb. 6–11 quantitativ bessere Auskunft über das prozentuale Verhältnis der gebesserten zu den unveränderten bzw. verschlechterten Fällen. Für die Fingersynovektomien ist neben der klinischen Gesamtbeurteilung die Analyse der 5 Jahresergebnisse für die einzelnen Parameter (Abb. 8–11) aufgezeichnet. (Die Zahl der operierten Gelenke nimmt mit steigendem Abstand von der Operation ab.) Dabei kommt wiederum deutlich der überwiegend positive Einfluß der Synovektomie auf Schmerz und Schwellung zum Ausdruck, wohingegen die Beweglichkeit keine in die Augen springende Änderung erfuhr.

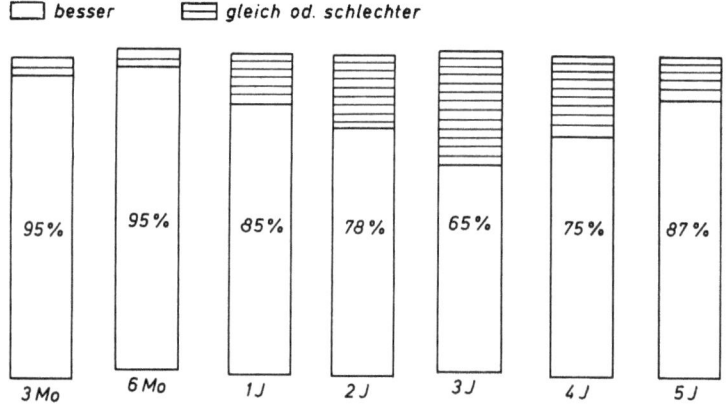

Abb. 6. Kniesynovektomien (25) im 5-Jahres-Verlauf.

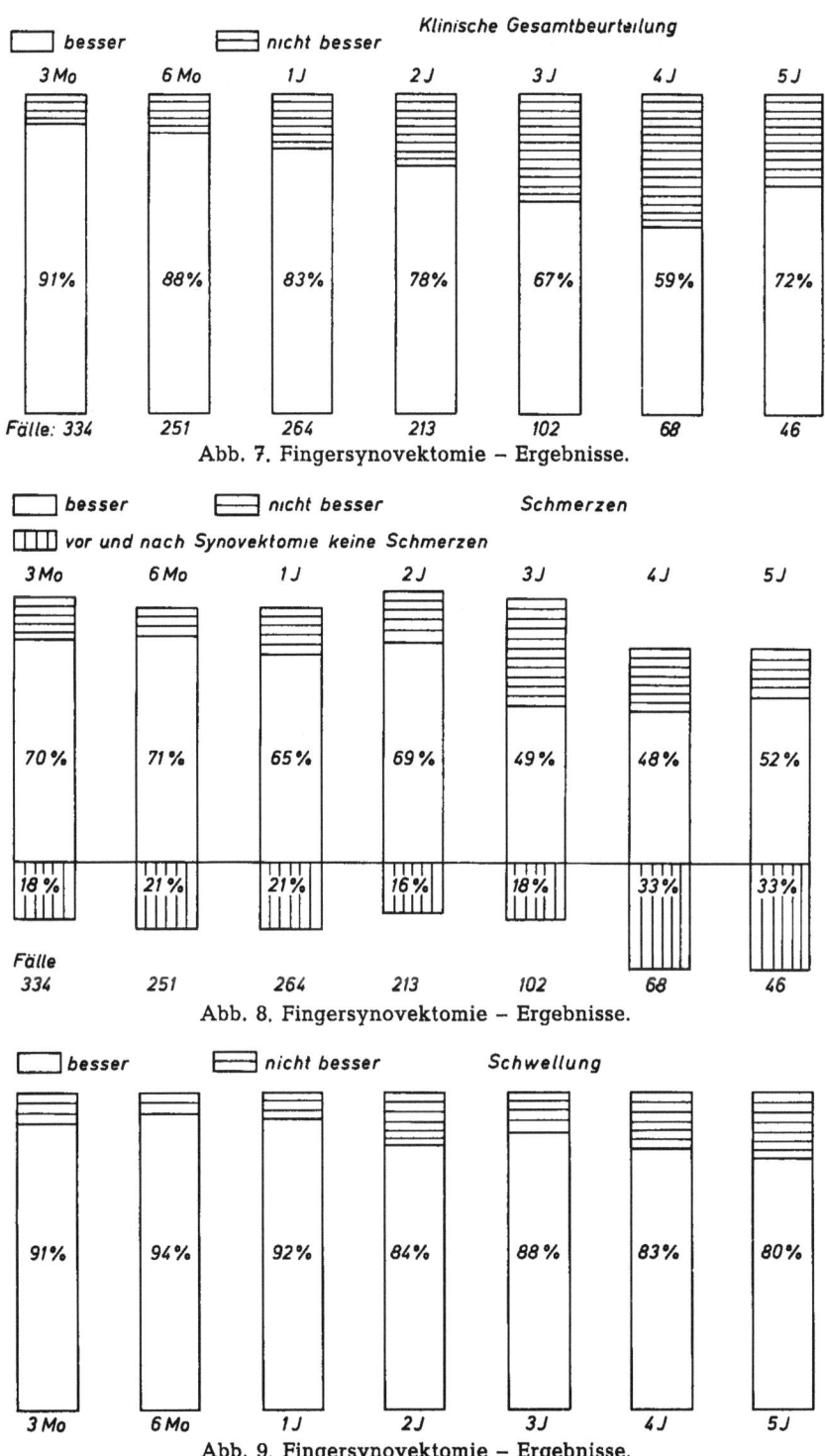

Abb. 7. Fingersynovektomie – Ergebnisse.

Abb. 8. Fingersynovektomie – Ergebnisse.

Abb. 9. Fingersynovektomie – Ergebnisse.

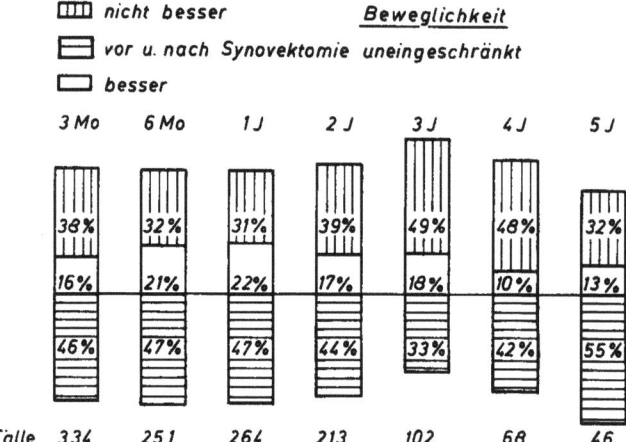

Abb. 10. Fingersynovektomie – Ergebnisse.

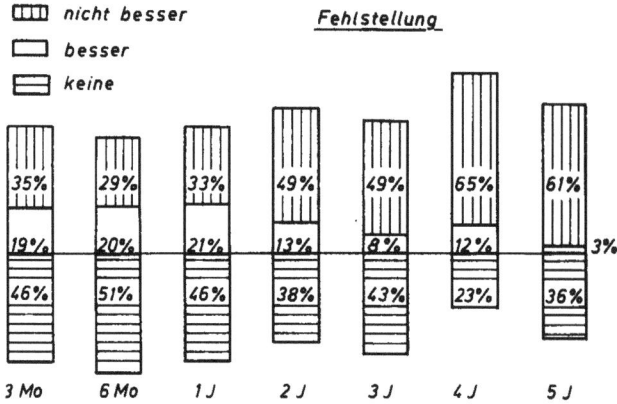

Abb. 11. Fingersynovektomie – Ergebnisse.

Fälle, die präoperativ schmerzfrei waren, bei denen die persistierende Schwellung die Indikation zum Eingriff bildete, konnten postoperativ u. U. während einiger Zeit schmerzhaft werden, wurden aber später in der Mehrzahl der Fälle schmerzfrei.

Der *Analyse der Röntgenbilder* (s. Abb. 12–14 und Tab.) vor und nach Operation wurde besondere Sorgfalt gewidmet (s. o.), erwarteten wir doch von ihr letztlich die Aussage über das zu erwartende Endergebnis bzw. die allfällige Notwendigkeit späterer rekonstruktiver Eingriffe. Während an den Fingergelenken dank deren geringerem Ausmaß destruktive Veränderungen des subchondralen Knochens relativ leicht faßbar sind, besonders, wenn zusätzlich zu den gewöhnlichen dp-Aufnahmen die Ballfangaufnahme von Norgard und die Spezialaufnahme von Brewerton Anwendung finden, so bestehen am Kniegelenk erheblich mehr Schwierigkeiten. Einmal, weil die Läsionen bei unseren Synovektomiefällen – und das nicht nur bei den ausgesprochenen Frühsynovektomien – oft streng umschrieben sind und nur

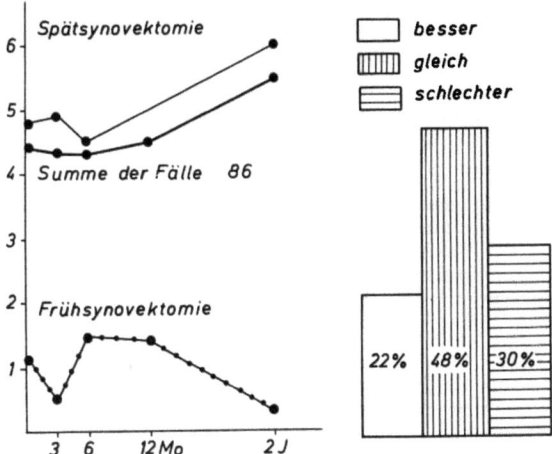

Abb. 12. Synovektomie und Röntgenbefund.

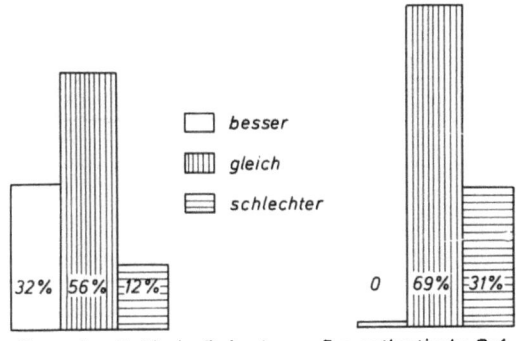

Abb. 13. Synovektomie und Röntgenbefund.

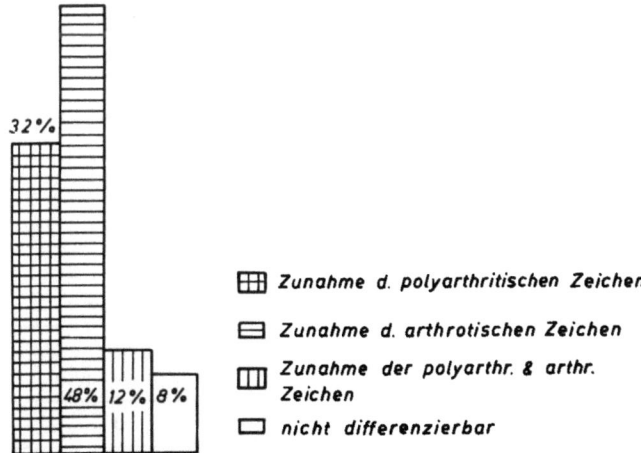

Abb. 14. Kniesynovektomie und Röntgenbefund. Differenzierung der Verschlechterung (30).

Tab. 12. Spätergebnisse der Kniesynovektomie

Anzahl der Patienten	77
Geschlecht ♀ 63 ♂ 14	
Anzahl operierter Kniegelenke (bei 23 Pat. bds)	100
Seite R 54 L 46	
Zeit nach der Operation:	
Minimum	4 Jahre
Maximum	11 Jahre
Durchschnitt	6,2 Jahre

Tab. 13. Spätergebnisse der Kniesynovektomie

Schmerzen		Anzahl Kniegelenke	
keine		42	
gelegentlich	bei Bewegung/Belastung	38	40
	in Ruhe	9	
dauernd	bei Bewegung/Belastung	18	18
	in Ruhe	7	

Tab. 14. Spätergebnisse der Kniesynovektomie

Schwellung		Anzahl Kniegelenke	
keine		45	
leicht	gelegentlich	29	34
	dauernd	5	
mittel	gelegentlich	10	16
	dauernd	6	
stark		5	

Tab. 15. Spätergebnisse der Kniesynovektomie

Punktion im vergangenen Jahr	Anzahl Kniegelenke
einmal	8
mehrmals	15

Tab. 16. Spätergebnisse der Kniesynovektomie

Gehfähigkeit			Anzahl Patienten
uneingeschränkt			42
eingeschränkt bis	100 m	2	
	500 m	11	34
	1 km	21	
nicht gehfähig			1

Tab. 17. Spätergebnisse der Kniesynovektomie

Grund für die gestörte Gehfähigkeit	Anzahl
Operiertes Kniegelenk	33
Andere Kniegelenk	9
Hüftgelenke	19
Sprung-/Fußgelenke	26

Tab. 18. Spätergebnisse der Kniesynovektomie

Beweglichkeit

Flexion	Anzahl Kniegel.	Extension	Anzahl Kniegel.
über 90°	68	voll	68
bis 90°	22	Ausfall bis 20°	30
bis 60°	10	Ausfall über 20°	2

Tab. 19. Spätergebnisse der Kniesynovektomie

Treppensteigen		Anzahl Patienten
Ohne Hilfe		53
Mit Stock/Stöcken		12
Nur mit Geländer	möglich	9
	unmöglich	3

Tab. 20. Spätergebnisse der Kniesynovektomie

Stockhilfe	Anzahl Patienten
ohne	55
mit	22

Tab. 21. Spätergebnise der Kniesynovektomie

Deformität		Anzahl Kniegel.	
Keine			63
O-Beine	leichte	13	13
	starke	0	
X-Beine	leichte	12	21
	starke	9	
Schlottergelenke	leichte	12	20
	starke	8	

den Knorpel betreffen. Wie soll man einen dicken Pannus und die darunterliegende schwere Knorpelschädigung im Röntgenbild erfassen, oder eine bis auf den Knochen reichende Usur in der Tragfläche, die mitten in einer sonst völlig normalen Gelenkfläche liegt und daher die Gelenkspaltweite nicht zu ändern vermag. Selbst ein ausgedehnter, den Knochen freilegender Knorpeldefekt vermag, wenn die Randpartien einigermaßen normal sind, die Gelenkspaltweite kaum zu verändern. Diese wiederum ist, bei ungleichmäßig verteilter Schädigung, abhängig von der Stellung des Kniegelenks. So wird die Beseitigung oder das Auftreten eines Streckausfalls im Kniegelenk auch die Weite des Gelenkspalts beeinflussen, ohne daß wir daraus den Schluß auf eine Verbesserung oder Verschlechterung des Knorpelbelags ziehen dürften. Cysten, bzw. Pseudocysten und Usuren sind im Röntgenbild meist nur erkennbar, wenn sie einen Mindestdurchmesser von 1–1,5 cm aufweisen; zahlreiche kleine Defekte, die prognostisch nicht günstiger sind, entgehen der Erfassung. Wir müssen uns hüten, physiologische Eindellungen des Knochens als Usuren zu interpretieren, besonders, wenn diese bei leichter Rotation des Kniegelenks in einer Verlaufsserie plötzlich auftauchen. Gelenkspalterweiterungen können aber auch bei partiellem Gelenkeinbruch eine Verbesserung vortäuschen, sofern wir nicht eine Aufnahme unter Belastung anfertigen. Zum Vergleich mit den früheren Bildern müßten wir dann aber die gleichen Aufnahmebedingungen fordern. Unsicher, meistens unmöglich ist auch die Verlaufsbeurteilung einer Osteoporose, etwas leichter die von sekundärarthrotischen Veränderungen. Es gilt auch, auf feine Unregelmäßigkeiten des Gelenkspalts zu achten.

Tab. 22. Spätergebnisse der Kniesynovektomie – Beurteilung.

			Klassifizierung					
Schmerzen	Schwellung	Gehfähigkeit	Beweglichkeit	Deformitäten	Instabilität	Vergleich Zustand vor u. nach OP	Punktschätzung	Anzahl Kniegelenke	Ergebnisse
keine	keine, gelegentliche oder leichte	uneingeschränkt	Flex. 110° > Ext. voll	keine	keine	Verbesserung	0–3	42	Erhebliche Besserung
gelegentlich	deutliche, gelegentlich	eingeschränkt bis 1 km	Flex. 90–110° Ext. voll	leicht	leicht	Verbesserung	4–6	30	Besserung
dauernd	stark und dauernd	erheblicher, eingeschränkt oder nicht gehfähig	Flex. < 90° Streckausfall	stark	stark	gleicher Zustand oder Verschlechterung	über 6	28	Verschlechterung

Das Ergebnis der Auswertung der Röntgenbilder ist in der Abb. 12–14 aufgezeichnet: Von 86 *Kniesynovektomien* konnten wir die Röntgenserien vor und in regelmäßigen Abständen nach Operation untersuchen. Dabei ergab sich:
1. Im Allgemeinen verändert sich das R-Bild nur wenig.
2. Bei Analyse der Einzelfälle findet sich sogar bei 22 % eine Verbesserung, bei 30 % eine Verschlechterung.
3. Betrachten wir die Gruppe, bei denen eine Verbesserung des Röntgenbildes nachweisbar ist, so stellen wir fest, daß überwiegend eine Rückbildung typisch polyarthritischer Veränderungen (Osteoporose, Usuren) vorliegt.
4. Betrachten wir andererseits die Gruppe bei denen eine Verschlechterung des Röntgenbildes zu erkennen ist, so stellen wir fest, daß die Verschlimmerung
in 48 % typisch arthrotische Symptome betrifft,
in 32 % typisch polyarthritische Symptome.
In 12 % kombiniert beide zusammen.
In 2 % war keine sichere Beurteilung möglich.
5. Die Analyse des Verhaltens der radiologisch typisch polyarthritischen Veränderungen im Gesamtkollektiv zeigt:
in 32 % eine Verbesserung,
in 12 % eine Verschlechterung,
in 56 % blieb der Befund konstant.
Abb. 15 zeigt ein Beispiel, wie sich der polyarthritische Befund verbesserte.
6. Die Analyse des Verhaltens der radiologisch typisch arthrotischen Veränderungen im Gesamtkollektiv ergibt:
in 0 % eine Verbesserung,
in 31 % eine Verschlechterung,
in 60 % einen gleichbleibenden Zustand.
7. Betrachten wir gesondert das Verhalten des Röntgenbildes bei den Frühsynovektomien (12 %) und Spätsynovektomien (88 %), so finden wir folgendes Verhalten:

	Frühsynovektomien	Spätsynovektomien
verbessert	20 %	22 %
verschlechtert	20 %	31 %
gleich	60 %	47 %

Erwartungsgemäß verschlechtert sich das Röntgenbild bei Spätsynovektomien häufiger als bei Frühsynovektomien.
8. Bei den Frühsynovektomien sind die Verbesserungen ausschließlich Verbesse-

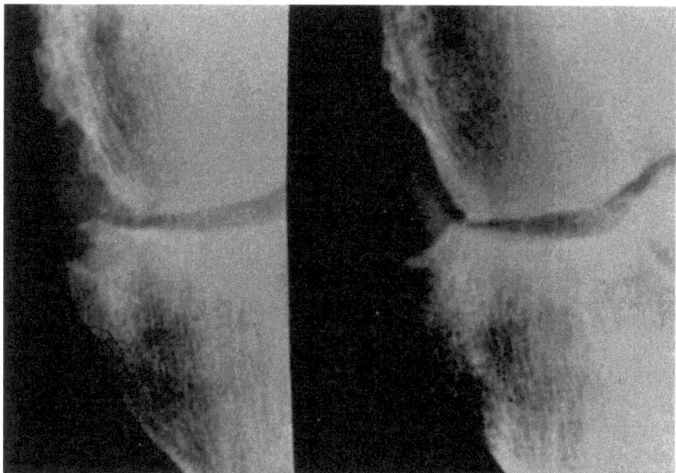

Abb. 15. Linkes Knie vor Synovektomie; rechtes Knie nach Synovektomie. Die Gelenkkonturen haben sich geglättet, die randständige Usur scheint teilweise aufgefüllt, ein Befund wie ihn auch andere Autoren *(Ansell)* nachweisen konnten.

rungen des polyarthritischen Befundes und die Verschlechterungen ausschließlich Verschlechterungen des arthrotischen Befundes.

9. Die Röntgenbilder der 22 Patienten, die bei der Nachkontrolle keine klinische Besserung (Befund gleich oder schlechter als präoperativ) zeigten, wurden einer gesonderten Analyse unterzogen.
Diese ergab: Rö-Bild Verschlechterung 41 %/o (30 %/o), Verbesserung 14 %/o (22 %/o), gleich 45 %/o (48 %/o); (in Klammern analoge Zahl im Gesamtkollektiv der 86 Kniegelenke).
Daraus läßt sich ersehen, daß die klinische Verschlechterung im Allgemeinen im Röntgenbild nur geringfügig sichtbar wird.

10. Von 76 Spätsynovektomien (Fälle bei denen peroperativ Destruktionen am Knorpel nachweisbar waren) hatten 11 röntgenologisch ein unauffälliges Gelenk (keine Gelenkspaltverschmälerung, keine Usuren) = 14 %/o.

4. Analyse der Röntgenbilder der Fingersynovektomien

In Zahlen ausgedrückt betraf die Verschlechterung bei der Analyse von 300 synovektomierten Fingergelenken 149 Fälle, d. h. 50 %/o, sofern schon eine Punktedifferenz von 1 Punkt als Verschlechterung gewertet wurde. Ausgehend von der Annahme, daß bei einem 18-Punktesystem die Differenz von 1 Punkt noch in der Fehlergrenze liegen könnte, ermittelten wir die Fälle, die eine postoperative Punktzunahme von mindestens 3 Punkten, also eine sichere Verschlechterung aufwiesen. Dabei handelte es sich um 57 Fälle bzw. 19 %/o aller untersuchten Gelenke.

Will man den Wert der Synovektomie aufgrund des Röntgenbefundes beurteilen, so ist man versucht, bei den symmetrisch auftretenden Veränderungen den Spontanverlauf einer nicht operierten Seite (Finger- oder Kniegelenke) mit dem der operierten Seite zu vergleichen. Der oft unterschiedlich schwere Befall der einzelnen Gelenke, der sich schon an den verschiedenen Gelenken einer Hand äußern kann, muß bei einem derartigen Vergleich analoger Gelenke beider Hände ebenso berücksichtigt werden wie etwa auch die unterschiedliche Belastung (Mehrbelastung der Gelenke der rechten Hand beim Rechtshänder), die zu verschiedenen Zeiten eingenommenen Medikamente usw.

Bei der Berücksichtigung all dieser Faktoren kann bei der Analyse von Röntgenbildern-Verlaufsserien doch eindeutig festgestellt werden, daß durch die Synovektomie die Zerstörung verhindert oder doch mindestens zeitlich hinausgezögert werden kann.

Heute, wo die chemische und Radioisotopensynovektomie (s. u.) vermehrtes Interesse finden, scheint uns die Abklärung der Frage bezüglich *Wirkungsdauer der operativen Synovektomie* von erstrangiger Bedeutung. Wir hatten bereits erwähnt, daß in unserer vor mehr als 3 Jahren zum Abschluß gebrachten Analyse, deren Ergebnisse in den Abbildungen 6 zur Darstellung gebracht wurden, die Zahl der Fälle mit mehr als 3jähriger Beobachtungsdauer relativ klein war. Da aber gerade das Schicksal dieser Fälle uns interessieren muß, haben wir vor kurzem bei 77 Patienten mit 100 operierten Kniegelenken eine Nachuntersuchung durchgeführt. Es handelt sich um 63 Frauen und 14 Männer. Die Zeit seit der Operation betrug im Minimum 4, im Maximum 11 Jahre, im Durchschnitt 6,2 Jahre. Die Ergebnisse sind in den Tabellen 12–22 dargestellt. Daraus ergibt sich, daß in mehr als $1/3$ aller Fälle Schmerzen und Schwellung am operierten Kniegelenk fehlen. Die Gehfähigkeit war in mehr als 50 %/o uneingeschränkt. Besonders gut hielt sich die Beweglichkeit, die in mehr als $2/3$ aller Fälle 90° übertraf. Auch hier gilt es,

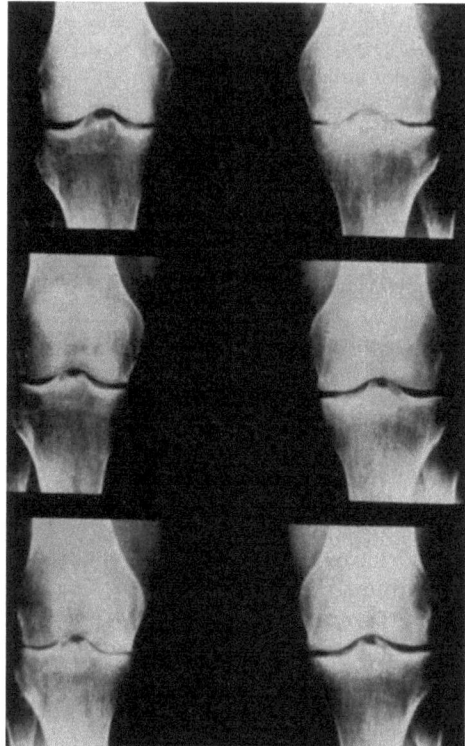

Abb. 16. Eine Mehrjahrs-Röntgenserie des nicht operierten Kniegelenks (links) und des synovektomierten Kniegelenks (rechts). Dabei ist die Verschlechterung des anfänglich besseren und deshalb nicht operierten Kniegelenks ebenso evident wie die Verbesserung des rechts synovektomierten Knies.

die große Zahl von Spätsynovektomien (81 %) in unserem Krankengut zu berücksichtigen. Rechnen wir die Kniegelenke, bei denen Schmerzen und Schwellung nur gelegentlich und in geringem Maße auftraten, so umfaßt der Anteil der Patienten, bei denen sich der Eingriff offensichtlich lohnte, *mehr als ³/₄ aller Fälle*. Berücksichtigen wir die hohe Zahl Spätsynovektomien, bei denen neben der Synovektomie noch Zusatzeingriffe notwendig sind (beim Knie z. B. Meniscectomie und Abtragung erweichter und zerschlissener Knorpelstellen, bei den Fingergelenken z. B. Rezentrierung und Raffung des Streckapparates), so darf die operative Synovektomie im Stadium 2 und 3 als der chemischen und Radioisotopensynovektomie als eindeutig überlegen angesehen werden. Mit anderen Autoren *(Vainio, Laine und Vainio, Jakubowski, Brattström)* sind wir der Auffassung, daß die chemische und Radioisotopensynovektomie ihre Domäne im Frühstadium der Synovitis hat und jeder, der sie durchführt, bereit sein muß, beim Versagen die operative Synovektomie nachzuholen.

Der überwiegend positive Einfluß der *Synovektomie* auf das operierte Gelenk geht aus der bisher dargestellten Analyse deutlich hervor. Umstritten ist der *Einfluß auf das allgemeine Krankheitsgeschehen* anderer Lokalisationen. Während dieser Frage im rheumatologischen Teil aufgrund der Beeinflussung der Laborwerte nachzugehen versucht wird, analysierten wir den *Invaliditätsgrad* des synovektomierten Kranken vor und nach der Operation im Zeitpunkt der verschiedenen Nachkontrollen (nach *Steinbrocker*stadien). Die Kurven in Abb. 17 lassen deutlich erkennen, daß trotz Besserung des Zustandes am operierten Gelenk (Summationskurve der Parameter) die Invalidisierung des Kranken langsam fortschritt. Hier darf allerdings einmal mehr die Tatsache nicht vergessen werden, daß es sich um überwiegend späte Synovektomien bei Patienten handelte, die größtenteils schon seit vielen Jahren (56 %) mehr als 10 Jahre) krank waren und bis zu 85 % ein polyartikuläres Geschehen aufwiesen.

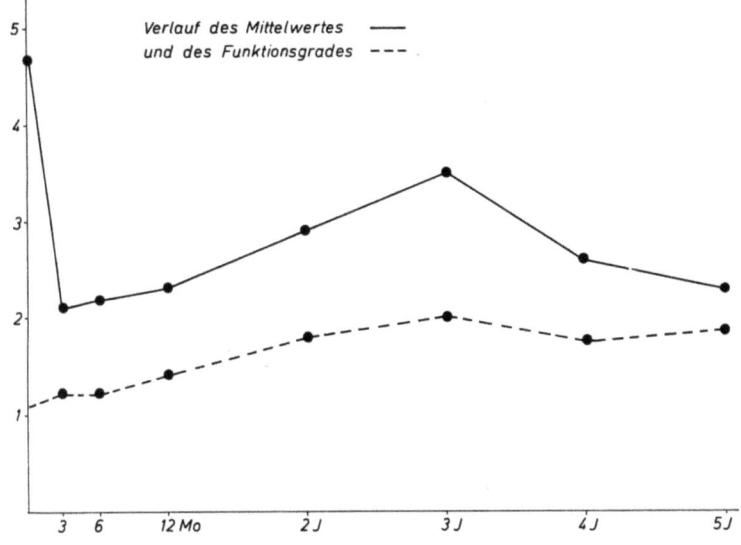

Abb. 17. Kniesynovektomie – Ergebnisse.

Die Frage der *Rezidivsynovitis* ist u. W. noch nie befriedigend beantwortet worden, insbesondere was die Häufigkeit ihres Vorkommens anbelangt. Die Gründe sind evident:
1. Besteht keine Einigkeit über die Definition der Rezidivsynovitis, und welche und wieviele histologische Kriterien im lichtmikroskopischen Bild gefordert werden sollen, um die Diagnose einer Rezidivsynovitis stellen zu können. Welchen dieser Kriterien und in welchem Umfang soll ein spezifischer Charakter zugebilligt werden? Hinzu kommt die von *Hirohata* und *Morimoto* gemachte Feststellung, daß im ultramiskroskopischen Bild die regenerierte Synovialis qualitativ der entfernten kranken Synovialis sehr ähnlich ist und mehrheitlich nur quantitative Unterschiede bestehen.
2. Angesichts der Tatsache, daß die Mehrzahl der Synovektomien Spätsynovektomien sind, lassen sich nicht wenige Rezidivschwellungen auch als Reizergüsse, z. B. bei verminderter Stabilität des Gelenks, bei Chondrophathie u.a.m., erklären. Nur die routinemäßige Biopsie an mehreren Stellen könnte uns in der Frage der Rezidivsynovitis weiterbringen. Dürfen wir

aber dem Patienten, der u. U. gar nicht unter den zeitweiligen Rezidivschwellungen leidet, diesen erneuten Eingriff zumuten?

Das Problem der Rezidivsynovitis soll im rheumatologischen Teil noch zur Sprache gebracht werden.

Die **chemische und Radioisotopen-Synovektomie** (Synoviorthese) bildet in ausgewählten Fällen unzweifelhaft in zunehmendem Maße eine wirkungsvolle Alternative zur operativen Synovektomie. Da einerseits im deutschsprachigen Schrifttum relativ wenig von diesen Verfahren die Rede war und andererseits die Diskussion von Ergebnissen mit der operativen Synovektomie die Kenntnis der Möglichkeiten mit der Synoviorthese notwendig macht, soll etwas näher auf diese Verfahren eingegangen werden.

Berücksichtigen wir den zeitlichen und finanziellen Aufwand, die physische und psychische Belastung des Kranken, die jede Operation oder gar eine Vielzahl von Operationen, wie sie oft bei der pcP notwendig sind, mit sich bringen, ganz zu schweigen von den möglichen Komplikationen und dem ungewissen Langzeitergebnis, so verstehen wir die schon längere Zeit zurückliegenden Bemühungen, durch intraartikuläre Injektionen bestimmter verödender Stoffe oder Radioisotopen die kranke Synovialis auszuschalten.

Die ersten Versuche mit der chemischen Synovektomie durch Osmiumsäure gehen auf *V. Reis* und *Swensson* (1951) zurück, wohingegen radioaktive Kolloide durch *Ansell, Crook, Mallard* und *Bywaters* 1963 und durch *Makin* und *Robin* 1964 zur Anwendung gebracht wurden. Folgende Mittel sind zur *chemischen Synovektomie* verwendet worden:

Thiotepa *(Flatt* 1962, *Fearnley* 1964, *Zuckner* et al. 1966, *Mondragon Kalb* 1965, *Gross* 1963)

Osmiumsäure *(v. Reis* 1951, *Berglöf* 1964, *Martio* 1972, *Menkes* 1973, *Brattström* 1973, *Jakubowski, Oka* 1970)

Varicocid *(Tillmann* 1973)

Gold *(Delbarre* 1973)

Keines dieser Mittel hat eine rein selektive Wirkung nur auf die Synovialschicht, vielmehr werden alle Gelenkstrukturen mehr oder weniger betroffen. Dies äußert sich in einer nicht unerheblichen Schmerzreaktion, die einzelne Autoren *(Jakubowski, Laine* und *Vainio, Brattström* u. a.) veranlaßt, gleichzeitig Cortison und ein Lokalanaesthetikum zu injizieren. Anderseits stellt man z. B. bei der Osmiumsäure eine massive Braunverfärbung des Knorpels fest, die einen gegenüber den Versicherungen, es seien keine eigentlichen Knorpelschäden nachzuweisen *(Reis* und *Swensson, Oka, Martio, Fellinger* und *Thumb)* skeptisch stimmt. Interessant ist übrigens die von *Piattier-Piketty* et. al. im Kaninchenversuch gemachte Feststellung, daß Knorpelschädigungen wesentlich mehr vom Alter des Kaninchens, als von der Dosis der Osmiumsäure abhängig sind.

Die *Erfolgsstatistiken* der genannten Autoren sind recht unterschiedlich: Beim *Thiotepa (Flatt, Fearnly, Zuckner, et al, Mondragon Kalb, Gross)* fällt vor allem die kurze Dauer der positiven Ergebnisse (6–9 Monate) und ihre recht bescheidene Anzahl (25 % n. *Gross)* auf.

Größere Diskrepanzen finden wir bei *Osmiumsäure*, wo einer ungewöhnlich hohen Erfolgsquote von 90–95 % *(Boussina* und *Fallet)* eine Besserung in nur rund 50 % 1 Jahr nach Behandlung in anderen Mitteilungen *(Martio, Menkes, Oka)* gegenübersteht.

Beim *Varicocid* (*Tillmann, Niculescu*) ist die Fallzahl zu klein, um eine Überlegenheit dieser Methode (80 % Besserung bei Beobachtungszeit von 1–27 Monaten) den anderen gegenüber zu beweisen. Ähnliches gilt von den intraartikulären Goldinjektionen, die nach *Delbarre*, von *Lewis* und *Ziff* mit Erfolg angewendet wurden.

Mehr Beachtung verdient heute die *Radioisotopensynoviorthese*, mit denen neben englischen (*Ansell* et al, *Gumpel* et al) besonders französische (*Delbarre, Menkes* et al) und skandinavische Autoren (*Oka, Virkunen*) positive Erfahrungen sammeln konnten.

Folgende *radioaktive Mittel* stehen zur Verfügung: 198 Au, 90 Y Citrat, 90 Y Resin, Rhenium 186, Erbium 169, 90 Y ferric hydroxyde, Radium 224. Ihnen gemeinsam ist die Anwendung der lokal wirksamen β-Strahlen bei Abwesenheit von α-Strahlen, die nur eine oberflächliche Wirkung aufweisen, dafür wesentlich größere Energien freisetzen und einen schlecht dosierbaren, zu brutalen Effekt ausüben.

Die *Indikationsstellung* zur Anwendung der verschiedenen Radioisotopen richtet sich nach dem Gehalt an γ-Strahlen, die unerwünschterweise nicht am Injektionsort selbst, sondern in weiterer Distanz ihren Effekt ausüben, und nach der unterschiedlichen Penetrationstiefe. Entsprechend wird das besonders tief penetrierende Yttrium 90 das Mittel der Wahl für Knie- und Hüftgelenk sein, allerdings nur bei Patienten über 50 Jahre (*Delbarre, Oka, Gumpel, Kalliomäki*). Für jüngere Patienten wird man der Osmiumsäure (*Menkes* 1973, *Martio* 1972, *Oka* 1974) den Vorzug geben. Für die Fingergrund- und Interphalangealgelenke empfehlen aus analogen Überlegungen *Delbarre, Menkes* et al (1973) die Anwendung von Erbium. In jüngerer Zeit gewinnt Rhenium 186 wegen weniger starker Strahlung und günstigerer Wirkung im Vergleich zu Au 198 an Interesse, vor allem für mittelgroße Gelenke (Ellbogen, Handgelenk u. a.) (*Delbarre, Menkes* et al).

In den genannten Arbeiten wird die *Technik der Injektion* näher erörtert. Von Bedeutung scheint neben der genauen Beachtung der Dosierung, der sicheren intraartikulären Lage der Nadel (Bildverstärkerkontrolle) auch die gleichzeitige Injektion eines Lokalanästhetikums mit Steroidzusatz zu sein. Letztere Maßnahme ermöglicht eine wesentliche Schmerzdämpfung. Die Ruhigstellung während mindestens 48 Stunden hilft ein stärkeres Abwandern des Mittels in entlegenere Körperteile vermeiden (*de la Chapelle* 1972, *Oka* 1970, *Menkes* 1973, *Roberts* 1973).

Die *Ergebnisse* mit der Radioisotopen-Synoviorthese scheinen denjenigen der chemischen Synovektomie im allgemeinen überlegen zu sein (*Delbarre* und *Menkes, Oka*). Sogar 2 Jahre nach der Synoviorthese war noch in 80 % der Fälle eine Besserung zu beobachten. In 40 % fanden sich sogar 5 Jahre später noch sehr gute Ergebnisse. Interessant ist auch die Abhängigkeit vom Krankheitsstadium (eindeutig bessere Ergebnisse in den Frühstadien) und vom behandelten Gelenk (günstigere Ergebnisse am Kniegelenk im Vergleich zum Handgelenk). Yttrium 90 scheint auch eindeutig dem Au 198 überlegen zu sein (*Oka* et al), vor allem auch weil beim Gold mehr als 10 % der injizierten Menge in die proximalen Lymphknoten abwandern kann (*Virkunen* 1967). Günstigere Mitteilungen bezüglich des Au 198 liegen von *Fellinger* und *Thumb, Bauer, Gumpel* und *Stevenson* vor.

Vergleichen wir die Ergebnisse der chemischen und Radioisotopen-Synovektomie mit denen der operativen Synovektomie, so muß ersterer ein berechtigter Platz bei der *Frühsynovektomie von Gelenken* eingeräumt werden, selbstverständlich unter Beachtung der obenerwähnten Vorsichtsmaßnahmen.

Der eindeutige *Vorteil* der Synoviorthese besteht in
1. Einfache Technik
2. Kurzer Spitalaufenthalt
3. Keine Narkose
4. Geringe Kosten
5. Einfache Mobilisierung
6. Operative Synovektomie noch möglich bei Versagen.

Demgegenüber seien allerdings die entscheidenden *Nachteile* der Synoviorthese gegenüber der operativen Synovektomie nicht vergessen:
1. Keine Anwendungsmöglichkeit bei Tenosynovitis
2. Beschränkte Wirksamkeit bei mehrkammerigen Gelenken (z. B. Handgelenk) und bei ausgesprochen hypertropher villöser Synovitis
3. Keine rekonstruktiven Möglichkeiten
4. Nicht endgültig abgeklärte Nebenwirkungen (Migration).

Noch ist es verfrüht, scharfe Grenzen zwischen der Synoviorthese und der operativen Synovektomie aufzustellen, doch darf die *Indikation zur Radioisotopen - Synovektomie* etwa wie folgt umrissen werden:

Frühfälle von mono- oder obligoartikulären Synovitiden ohne Anhaltspunkte für das Vorliegen einer stark hypertrophen, villösen Synovitis bei seropositiven und negativen Polyarthritiden
bei Psoriasisarthritis
bei Reitersyndrom
bei unspezifischen Arthritiden
bei Synovitis villonodularis
bei degenerativen Arthropathien mit exsudativem Charakter
bei Hämophilien
bei Spondylitis ankylopoetica.

Unbestritten bleibt dagegen die *Überlegenheit der operativen Synovektomie bei der Tenosynovektomie* und *bei Spätsynovektomien* der Gelenke, wo mit der Entfernung der Synovialis rekonstruktive Maßnahmen notwendig sind (Rezentrierung des Streckapparates an den Fingern, Abrasio des erweichten Patellarknorpels, Resektion eines gerissenen Meniscus, Raffung von überdehnten Bändern etc.), ferner *bei mehrkammerigen Gelenken* (Handgelenk), wo nicht alle Gelenkabschnitte vom injizierten Mittel erreicht werden, und *bei stark fibrinproduzierenden hypertrophen Synovitiden*. Es ist denkbar, daß sich das liegenbleibende Fibrin und nekrotische Gewebe ungünstig auswirken, wofür auch die positive Wirkung von Arthroclysen (Gelenkwaschungen) spricht (*Menkes* et al., *Guiraudon, Isomäki, Collon, Aignan*). Erst die Zukunft und vergleichsweise Beobachtung analoger Serien über längere Zeit wird uns zeigen, wo die sichersten Grenzen zwischen den beiden Methoden liegen.

5. Diskussion

Überblicken wir unsere bei Knie- und Fingersynovektomien erzielten Ergebnisse, so sind folgende Schlußfolgerungen zulässig:

1. Die überwiegende Mehrzahl der zur Synovektomie kommenden Patienten weisen bereits eine vieljährige Krankheitsdauer mit polyarthritischem Krankheitsbild und fortgeschrittenen Gelenkveränderungen auf. Die Spätsynovektomie wird heute noch rund 4 × häufiger durchgeführt als die Frühsynovektomie.

2. Umso erstaunlicher ist die selbst nach Jahren in rund $^3/_4$ der Fälle nachweisbare eindeutige Besserung des lokalen Krankheitsgeschehens.

3. Die Besserung betrifft in erster Linie Schmerz und Schwellung, wohingegen Beweglichkeit und Deformität nur unwesentlich beeinflußt werden.

4. Das Röntgenbild verändert sich in der Mehrzahl der Fälle kaum, Verschlechterungen sind aber eindeutig häufiger als Besserungen. Dabei ist die Zunahme sekundärarthrotischer Veränderungen besonders bei den Spätsynovektomien zu erwarten.

5. Die Frage der Häufigkeit der Rezidiv-Synovitis findet solange keine befriedigende Antwort, als eine klare Definition und systematische und lückenlose Untersuchungsreihen fehlen.

6. Die Allgemeinerkrankung und die durch sie bewirkte Zunahme des Invaliditätsgrades erfährt durch einzelne Gelenksynovektomien keine eindeutige und wesentliche Beeinflussung.

7. Die besonders dankbaren, weil überwiegend funktionsmechanisch wirkenden Sehnensynovektomien erfuhren in dieser Arbeit keine Analyse. Sie sollen in einer anderen Abhandlung genauer analysiert werden.

8. Die chemische und Radioisotopen-Synovektomie erheischt vermehrte Beachtung. Dabei dürfte sie vor allem bei den Frühsynovektomien und bei älteren Menschen mit der operativen Synovektomie in Konkurrenz treten. Spätsynovektomien, Synovektomien komplexer Gelenke (z. B. des Handgelenkes) sowie Tenosynovektomien bleiben aber wegen unbestrittener Vorteile vorläufig die Hauptdomäne der operativen Synovektomie.

6. Anhang

Abb. 1. Untersuchungsblatt für pcP-Patienten.

Untersuchungsblatt für pcP Patienten

KLINIK WILH. SCHULTHESS
ZÜRICH

Untersucher·

Name: Vorname: Geb. Datum:

Wohnort: Beruf: Status Nr.

☐ Rechtshänder ☐ Linkshänder ☐ männl. ☐ weibl. KG Nr.

Diagnose:
☐ juvenile pcP
☐ Morbus Still
☐ Seropos. pcP Erwachsen
☐ Seroneg. pcP Erwachsen
☐ Sonderform pcP (Felty usw.)
☐ Psoriasis-A.
☐ Morbus Bechterew
☐ Kollagenose

Bewegungsumfang (BWU), nach der Neutralstellung = O
Methode der American Academy of Orthopedic Surgeons 1965.

Pathologische Befunde laut Code (Swanson und Mitarbeiter)

1 Daumen «swan neck»
1 Daumen «boutonnière»
3 Subluxation
4 Langfinger «swan neck»
5 Langfinger «boutonnière»
6 «Intrinsic tightness»
7 Ulnarabweichung
8 Radialabweichung
9 Ankylose

10 Instabilität
11 Sehnenruptur
12 Tenosynovitis sten.
13 Hypertr. Synovitis
14 Krepitation
15 Subluxation Strecker
16 Varus Abwinkelung
17 Valgus Abwinkelung
18 Rotation

19 Erosion
20 Gelenkspalt
21 Sklerose
22 Bew. Schmerz
23 Nerven-Kompr
24 Vasculitis
25 Rheumaknoten

Schweregrad a leicht b mittel c schwer

Selbständigkeit S selbständig H mit Hilfe selbständig U unselbständig

Kleiden	S	H	U	Hygiene	S	H	U
Oberextremität				Kämmen			
Rumpf				Zähnereinigen			
Unterextremität				Rasieren			
Baden				Handschreiben			
Duschen				Maschinenschreiben			
Toilette				Telefon bedienen			
Türfalle öffnen				Münze aufheben			
Schlüssel drehen				Essen			
Druckknopf betätigen							

Fortbewegung
☐ Gehfähig, stockfrei über 30 Min.
☐ Weniger als 30 Min.
☐ Gehfähig mit 1 Stock
☐ Mit 2 Stöcken
☐ Nicht gehfähig

☐ Fahrradfahren ja
☐ Autofahren ja

☐ Frei sitzfähig
☐ Sitzfähig mit Spezialstuhl
☐ Nicht sitzfähig

Status der Finger, Hände, Handgelenke

KG Nr.: _____

Status Nr.: _____

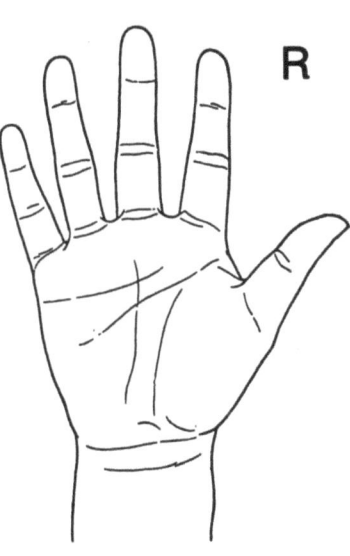

Daumen Codes 1, 2, 3, 9-14, 16, 22						
	R	Codes	L	Gelenk	R BWU	L
Daumen				Abd		
				CM Add		
				Opp		
				MP		
				IP		

Finger Codes 3-15, 19, 22-25						
Zeigf.				MP		
				PIP		
				DIP		
	Fingerkuppe – Vola in cm					
Mittelf.				MP		
				PIP		
				DIP		
	Fingerkuppe – Vola in cm					
Ringf.				MP		
				PIP		
				DIP		
	Fingerkuppe – Vola in cm					
Kleinf.				MP		
				PIP		
				DIP		
	Fingerkuppe – Vola in cm					

Handgelenk Codes 6, 7-14, 19, 20, 22, 23						
Carpus				Flex		
				Ext		
				U. Dev.		
				R. Dev.		

Greifvermögen		R	L
Zylinderformen	Durchmesser		
	2 $1/2$		
	5		
	7 $1/2$		
	10		
Kugelformen	Durchmesser		
	5		
	7 $1/2$		
	10		

Vigorimele

Druck	☐ Atü ☐ Kg/cm ☐ mm Hg	
Spitzgriff	Finger II	
	» III	
	» IV	
	» V	
Breitgriff		
Faustschluss		

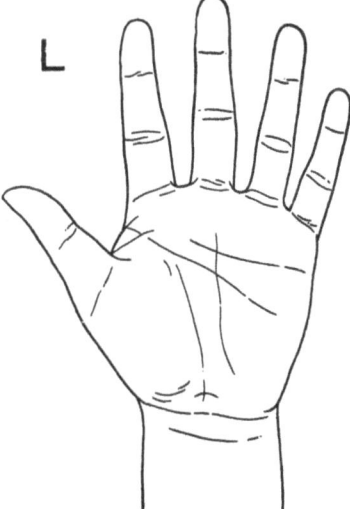

Status der übrigen beteiligten Gelenke

Status Nr.:
KG Nr.:

Gelenk	R Codes L	Funkt.	R BWU L
Sterno-clavic.	3, 10, 13, 14, 22		
Acromio-clavic	3, 10, 13, 14, 20, 22		
Schulter	9, 10, 11, 13, 14, 19, 22		
		Abd	
		Add	
		Flex	
		Ext	
		J. Rot	
		A. Rot	
Ellbogen	9, 10, 13, 14, 19, 22-25		
		Flex	
		Ext	
		Pro	
		Sup	
Hüfte	9, 10, 14, 19, 20, 21, 22		
		Flex	
		Ext	
		Abd	
		Add	
		I Rot	
		A Rot	
Knie	3, 9, 10, 13, 14, 16-21		
		Flex	
		Ext	
Sprung-gelenke	9, 10, 12, 13, 14, 16, 17, 19, 22		
		D. Flex	
		P. Flex	
		Pro	
		Sup	
Chopart	9, 19, 20, 22		
		Ever	
		Inver	
Gross-zehe	3, 4, 5, 9, 10, 11, 13, 15, 16, 17		
		MP	
		IP	
Zehen 2-5		MP	
		PIP	
		PIP	

Vorfuss

☐ Normal   ☐ Spreizfuss nicht kontrakt   ☐ Spreizfuss kontrakt

Status der Wirbelsäule

Status Nr.: _____

KG Nr.: _____

	Codes 9, 14, 19, 20, 21, 22, 23	Funkt.	R BWU L
HWS		Rotation Neigung	
	Kinn-Sternum in cm	maximal	
		minimal	
BWS			
	Dorsaler Schober in cm 10/		
LWS			
	Lumbaler Schober in cm 10/		
	Fingerspitzen-Boden cm		
Jleo-Sacral			
	Menel'sches Zeichen		

Vorgängig durchgeführte operative Eingriffe							
Art des Eingriffes	Datum	Schmerz	Schwellg.	Deformität	BWU	Funkt.	Kraft

+ Besserung **○** stationär **—** Verschlechterung

Vorgesehene operative Eingriffe

☐ Röntgenbilder
☐ Tomo
☐ Foto
☐ Film

Unterschrift: _____

Literatur

Aignan, M., M. C. Millet-Tesson, Rheumat. **2,** 149 (1972). − *Allison, N., G. V. Coonse,* Arch. Surg. **18,** 824 (1929). − *Ansell, B. M., O. Crook, J. R. Mellard, G. L. E. Bywaters,* Ann. Rheum. Dis. **22,** 435 (1963). − *Ansell, B. M.,* Ann. rheum. Dis. **32,** 1 (1973). − *Bauer, R., H. Jürger,* Verh. DGOT 57 Kgr. **78** (1971). − *Behnke, H., C. Holland, Z.* Rheumaforschg. **32,** 401 (1973). − *Berglöf, F. E.,* Acta Rheum. Scand. **10,** 92 (1964). − *Boon-Itt, S. B., J.* Bone J. Surg. **12,** 853 (1930). − *Collan, Y., G. Lorincz, V. Laine,* Scand. J. Rheum. **1,** 27 (1972). − *De la Chapelle, A., M. Oka, A. Rekonen, A. Ruotsi,* Ann. Rheum. Dis. **31,** 508 (1972). − *Delbarre, F., C. J. Menkes, M. Aignan, J. Ingrand, A. Lego, J. C. Roncayrol,* Revue Rhumat. **40,** 205 (1973). − *Delbarre, F.,* Rhumat. **2,** 15 (1972). − *Ellison, M. R., K. J. Kelly, A. E. Flatt, J.* Bone J. Surg. **53-A,** 1041 (1971). − *Fearnley, M. E.,* Ann. Phys. Med. **7,** 294 (1964). − *Fellinger, K., N. Thumb,* Rhumat. **2,** 81 (1972). − *Flatt, A. E.,* Rheumat. **18,** 70 (1962). − *Geens, S., M. L. Clayton, J. D. Leidholt, C. J. Smyth, B. A. Bartholomew,* J. Bone J. Surg. **51-A,** 617 (1969). − *Ghormley, R. K., D. M. Cameron,* Am. J. Surg. **53,** 455 (1941). − *Goldie, J.,* Sem. Arthr. Rheum. **3,** 219 (1974). − *Goldthait, J. E.,* Boston Med. Surg. J. **143,** 286 (1900). − *Gross, D., Z.* Rheumaforschg. **22,** 456 (1963). − *Guiraudon, C.,* Rheumat. **2,** Suppl. 1, 153 (1972). − *Gumpel, J. M., H. E. Farrar, E. D. Williams,* Ann. Rheum. Dis. **33,** 126 (1974). − *Gumpel, J. M., E. D. Williams, H. Glass,* Rheumat. **2,** 45 (1972). − *Henderson, M. S.,* Surg. Clin. North. Amer. **4,** 565 (1924). − *Hirohata, K., K. Morimoto,* Ultrastructure of Bone and Joint Deseases (Tokyo 1971). − *Isomäki, A. M., H. Inone, M. Oka,* Scand. J. Rheum. **1,** 53 (1972). − *Jakubowski, S.,* pers. Mitteilung. − *Jones, E.,* J. Am. Med. Ass. **81,** 1579 (1923). − *Jaroschy, W.,* Med. Klin. **32,** 1214 (1927). − *Kalliomäki, J. L., S. Jalava, M. Möltönen,* Scand. J. Rheumat. **3,** 25 (1974). − *Kenesi, C.,* Revue Rhumat. **38,** 307 (1971). − *Laine, V., K. Vainio,* Frühsynovektomie bei pcP − Acta rheumatol. Doc. Geigy 25 (Basel 1969). − *Laine, V., K. Vainio, Z.* Rheumaforschg. **29,** 81 (1965). − *Laurin, C. A., J. Desmarchais, L. Daziano, R. Gariepy, A. Derome,* J. Bone J. Surg. **56-A,** 521 (1974). − *Lewis, D. C., M. Ziff,* Arthr. Rheum. **9,** 682 (1966). − *Makin, M., G. C. Robin,* J. Amer. Med. Ass. **188,** 725 (1964). − *Martio, J., H. Isomäki, T. Heikkola, V. Laine,* Scand. J. Rheum. **1,** 5 (1972). − *Mason, R. M.,* Results of Synovectomy of the Knee Joint in Rheumatoid Arthritis. In: Synovectomy and Arthroplasty in RA. (Stuttgart 1967). − *Menkes, C. J., J. P. Allain, C. Gentil, J. Witvoet, H. Tak-Tak, F. Simon, F. Delbarre,* Revue Rhuma. **40,** 255 (1973). − *Menkes, C. J., M. Aignan, B. Galuiche, A. Le Gö,* Rheumat. **2,** 61 (1972). − *Mignon, A.,* Bul. Mem. Soc. Chir. Paris, **26,** 1113 (1900). − *Mohing, W.,* Orthopäde **2,** 75 (1973). − *Mondragon Kalb, M.,* Medicina **15,** 82 (1965). − *Müller, W.,* Arch. f. Klin. Chir. **47,** 1 (1894). − *Murphy, J. B.,* Surg. Clin. Chicago **5,** 155 (1916). − *Niculescu, N. et al., Z.* Rheumaforschg. **29,** 27 (1970). − *Nieny, K.,* Zentr. Bl. f. Chir. **50,** 3218 (1927). − *Oka, M., A. Rekonen, A. Ruotsi,* Acta rheumat. Scand. **6,** 271 (1970). − *Pahle, J.,* Orthopäde **2,** 13 (1973). − *Payr, E.,* Zeitschr. f. Orthop. Chir. **49,** 153 (1927). − *Piattier-Pikatty, C. J. Menkes, J. Juckman, F. Delbarre,* Rhumat. **3,** 65 (1973). − *Von Ries, G., A. Swensson,* Acta Med. Scand. Suppl. **259,** 27 (1951). − *Roberts, S. D., P. J. Gillespie,* Ann. Rheum. Dis. **32,** Suppl. 46 (1973). − *Schüller, M.,* Die Pathologie und Therapie der Gelenkentzündungen. (Wien 1887). − *Speed, J. S.,* J. Am. Med. Assn. **83,** 1814 (1924). − *Steindler, A.,* J. Am. Med. Assn. **84,** 16 (1925). − *Stevenson, A. C.,* Ann. Rheum. Dis. **32,** 19 (1973). − *Sweet, P. P.,* Am. J. Surg. **6,** 807 (1929). − *Taylor, A. R., J. S. Harbison, C. Pepler,* Ann. Rheum. Dis. **31,** 159 (1972). − *Tillmann, K., Z.* Rheumaforschg. **31,** 278 (1972). − *Tillmann, K.,* Orthopäde **2,** 10 (1973). − *Vainio, K., H. Julkunen,* Acta rheum. Scand. **6,** 25 (1960). − *Virkunen, M., E. E. Krusius, F. Heiskanen,* Acta rheum. Scand. **13,** 81 (1967). − *Volkmann, R.,* Zentr. Bl. f. Chir. **6,** 39 (1977). − *Wilde, A. H., S. R. Sawmiller,* Cleveland Clinic Quart. **36,** 155 (1969). − *Wilde, A. L.,* J. Bone J .Surg. **56-A,** 71 (1974). − *Zuckner, J. et al.,* Ann. Rheum. Dis. **25,** 178 (1966).

Einfluß der Kniesynovektomie auf den Krankheitsverlauf der pcP-Patienten

Es besteht kein Zweifel, daß die progredient chronische Polyarthritis (pcP) unter fortgesetzter konservativer Behandlung günstiger verläuft, als unter nur gelegentlicher ärztlicher Aufsicht. Bei gekonntem Einsatz der konservativen Behandlungsmethoden kann der Gesundheitszustand eines Teiles aller pcP-Kranken während längerer Zeit stabil gehalten werden. Doch treten bei den anderen pcP-Patienten – trotz dieser konservativen Behandlung – immer neue Entzündungsschübe auf, welche bei extrem ungünstigem Krankheitsverlauf zu schwerer Invalidisierung der Patienten führen können (4, 13, 18). Die auf diese Weise entstandenen Behinderungen versucht man durch rekonstruktive Operationen zu beseitigen oder zu reduzieren (Arthrodesen, Arthoplastiken, rekonstruktive Sehneneingriffe usw.). Der Entscheid zu solchen rekonstruktiven Eingriffen, sowie die Auswertung der Operationsresultate wird ausschließlich dem operierenden Chirurgen überlassen, weil sich derartige Eingriffe auf lokale Korrekturen beschränken (16). Anders verhält es sich mit den Synovektomien. Mit der Einführung der Synovektomie in das Behandlungsprogramm der pcP-Kranken, sind neue Erwartungen entstanden. Sie betreffen außer den rein lokalen auch allgemeintherapeutische und präventive Operationsprobleme. Für die Klärung der Frage solcher präventiver und allgemeintherapeutischer Wirkungen der Synovektomie ist die Zusammenarbeit zwischen Rheumatologen und Chirurgen erforderlich geworden. Es ist – im Unterschied zu den rekonstruktiven Eingriffen – wichtig, daß bei der Durchführung einer Synovektomie die Auswahl der Operationsfälle und die Entscheidung über die Operationstermine gemeinsam von beiden getroffen wird. Dasselbe gilt für die Festlegung der Nachbehandlung und die Auswertung der unmittelbaren und langfristigen Operationsresultate (4, 7, 17).

Untersuchungsmethodik und Krankengut

Um diesen Voraussetzungen gerecht zu werden, haben wir im Jahre 1967 das Projekt einer gemeinsamen chirurgisch-rheumatologischen Studie entworfen. In dieser Studie wurde ein Untersuchungskalender festgelegt. Er sieht eine Voruntersuchung (frühestens 30 Tage vor der Operation), eine dreimalige Untersuchung während des ersten postoperativen Jahres (3, 6 und 12 Monate nach der Synovektomie), sowie anschließend eine jährliche Kontrolluntersuchung vor. Die Untersuchungsergebnisse wurden auf vorentworfene Erhebungsbogen eingetragen. In diesen wurden anamnestische, klinische und therapeutische Daten, sowie biohumorale, immunoserologische, histologische und röntgenologische Befunde festgehalten (Abb. 18 – Inhalt eines Erhebungsbogens). Wie die Dokumentation des zur Operation vorgesehenen, bzw. operierten Gelenkes geführt wurde, ist aus dem chirurgischen Teil der Arbeit zu ersehen. Alle Untersuchungen wurden von einem Rheumatologen durchgeführt, um eine eventuelle – wenn auch unbeabsichtigte – Subjektivität (des Operierenden) auszuschließen. Da sich der folgende Teil der Studie mit den Synovektomieproblemen aus der Sicht des Rheumatologen beschäftigt, sind nur die Ergebnisse der Kniesynovektomien berücksichtigt. Sie eignen sich für eine derartige Studie am besten.

Die Arbeit möchte zwei Fragenkomplexe zu beantworten versuchen, und zwar:

1. Ob die Synovektomieergebnisse vom präoperativen Krankheitsstadium sowie von der biohumoralen und/oder immunoserologischen Krankheitsaktivität abhängig sind.

2. Ob die Synovektomie das Fortschreiten der Erkrankung aufhalten oder merklich verlangsamen, sowie die biohumorale und/oder immunoserologische Krankheitsaktivität bremsen kann.

Für die Beantwortung dieser Fragen wurden folgende Beurteilungskriterien festgelegt:

   a) Für das Fortschreiten der Krankheit: Das jeweilige Krankheitsstadium nach *Steinbrocker*.

   b) Für die biohumorale Krankheitsaktivität: Die Blutsenkungswerte, Leukozyten- und Serumeisenwerte im Blut der Patienten.

   c) Für die immunoserologische Krankheitsaktivität: Die Rheumafaktortiter im Patientenblut.

Abb. 18. Inhalt des Erhebungsbogens

Geschlecht, Alter

A. *Allgemeines*

   1. Familiäre Belastung, 2. Vorausgehendes Trauma oder Krankheit, 3. Beginn der Erkrankung, 4. Betroffene Gelenke, 5. Art des Befalles, 6. Dauer der Erkrankung, 7. Krankheitsstadium, 8. Funktionsgrad.

B. *Bisherige Behandlung*

   I Allgemeine

   1. Salicylate, 2. Goldsalze, 3. Antimalariamittel, 4. Corticosteroide, 5. Antimetaboliten, 6. Penicillinamin, 7. Pyrazolone, 8. Indomethacin, 9. andere Medikamente, 10. Steroide i. a., 11. Thiotepa i. a., 12. Phys. Therapie, 13. Röntgenbestrahlung, 14. früher durchgeführte Synovektomie,

   II Lokale (das zur Operation vorgesehene Gelenk)
   15. Steroide i. a., 16. Thiotepa i. a., 17. andere Medikamente i. a.

C. *Gelenkstatus (zur Operation vorgesehenes Gelenk)*

   I Klinischer Befund

   1. Spontanschmerz, 2. Druckdolenz, 3. Überwärmung, 4. Schwellung, 5. Erguß, 6. Kapselverdickung, 7. Muskelatrophie, 8. Rheumaknötchen, 9. Deformationen, 10. Bewegung, 11. Greeping,

   II Röntgenbefund

   12. Osteoporose, 13. Weichteilschwellung, 14. Gelenkspalt, 15. Usuren, 16. Cysten, 17. Deformation.

D. *Laborbefunde*

   I Allgemeine

   1. BSR, 2. Hb, 3. Erythrozyten, 4. Leukozyten, 5. Elektrophorese, 6. Serumeisen, 7. Serumkupfer, 8. Blutzucker, 9. Cholesterin, 10. Harnstoff, 11. Kreatinin, 12. Harnsäure, 13. Transaminasen, 14. Bilirubin, 15. Calcium, 16. alkal. Phosphatase, 17. Urin,

   II Rheumaserologie im Blut
   18. ELF, 19. Singer-Plotz, 20. Waaler-Rose, 21. AGKT, 22. LE-Phänomen, 23. Komplement-Titer,

   III Rheumaserologie im Gelenkspunktat
   24. Singer-Plotz, 25. Waaler-Rose, 26. RF im Leukozytenhomogenat, 27. Rhagozyten, 28. Komplement-Titer.

Auf detaillierte Gegenüberstellung der biochemischen Befunde aus der Zeit vor und nach der Synovektomie haben wir verzichtet. Sie haben sich im Laufe der Arbeit als wenig aussagekräftig erwiesen. Aus denselben Gründen verzichteten wir auch auf die Auswertung der Komplementtiter im Blut der Kranken und in den Gelenkspunktaten. Sie galten ursprünglich als das zweite (neben den Rheumafaktoren) Beurteilungskriterium der immunoserologischen Krankheitsaktivität.

Zur Auswertung kamen 102 Kniesynovektomien, die bei 72 pcP-Patienten (davon 60 Frauen und 12 Männer) durchgeführt wurden. Die Angaben über das Alter der Patienten, die Dauer der Erkrankung, sowie das Stadium der Krankheit vor der Synovektomie sind in den Abbildungen 19, 20 und 21 zusammengefaßt.

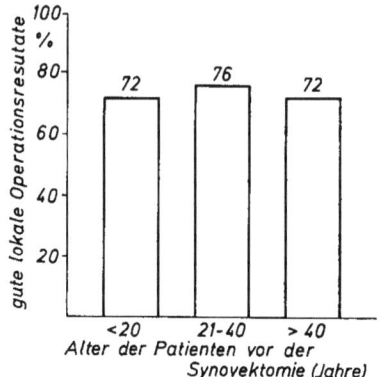

Abb. 19. (siehe Text)

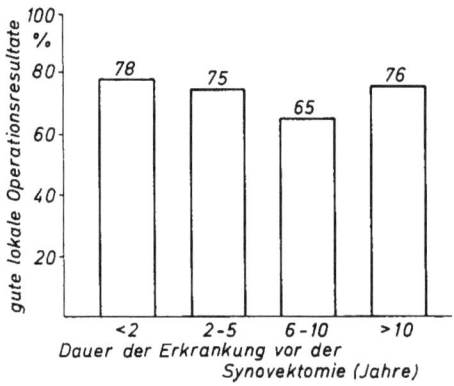

Abb. 20. (siehe Text)

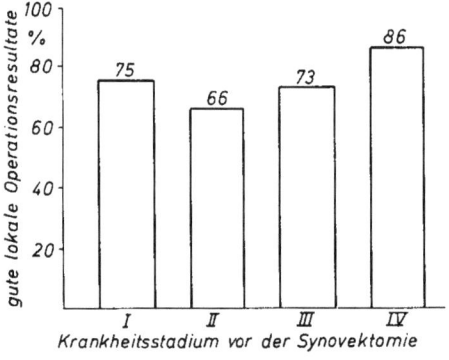

Abb. 21. (siehe Text)

Synovektomieergebnisse

Der Anteil der guten lokalen Operationsergebnisse war weder vom Alter der Patienten, noch von der Dauer der Erkrankung oder vom präoperativen Krankheitsstadium abhängig. Auch das Verhalten der Blutsenkungswerte vor der Operation hat keinen Einfluß auf die lokalen Synovektomieergebnisse gezeigt (Abb. 22). Dagegen lag bei den Patienten mit präoperativ negativer Rheumaserologie im Blut, der Prozentsatz der guten lokalen Operationsresultate höher als bei denen, deren Rheumaserologie vor der Operation positiv war (Abb. 23).

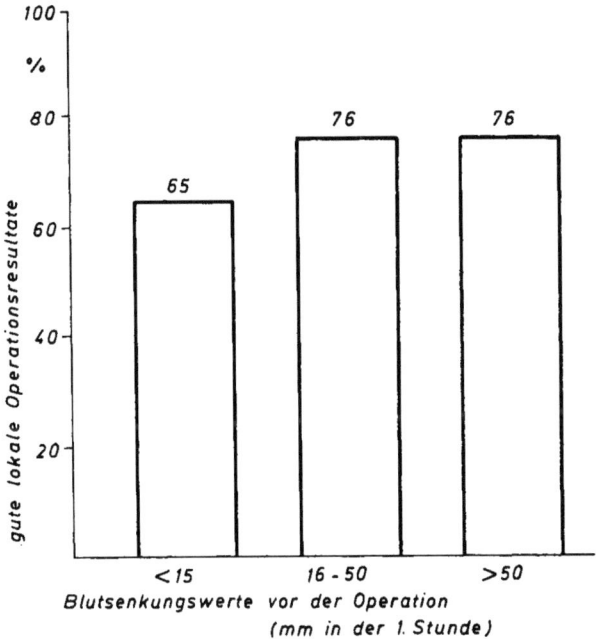

Abb. 22. (siehe Text)

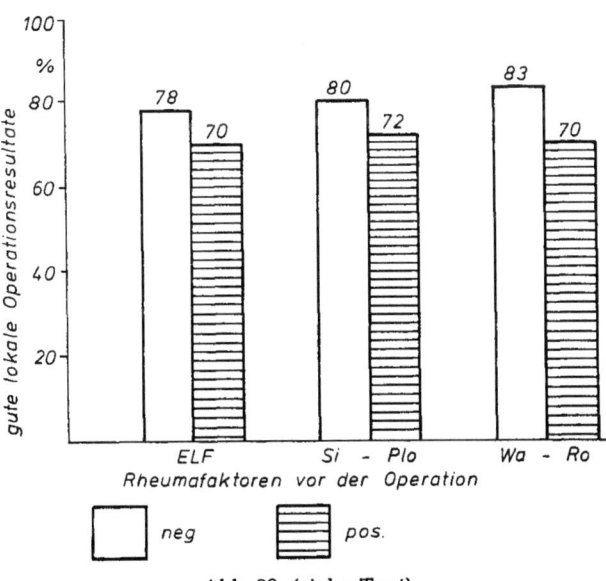

Abb. 23. (siehe Text)

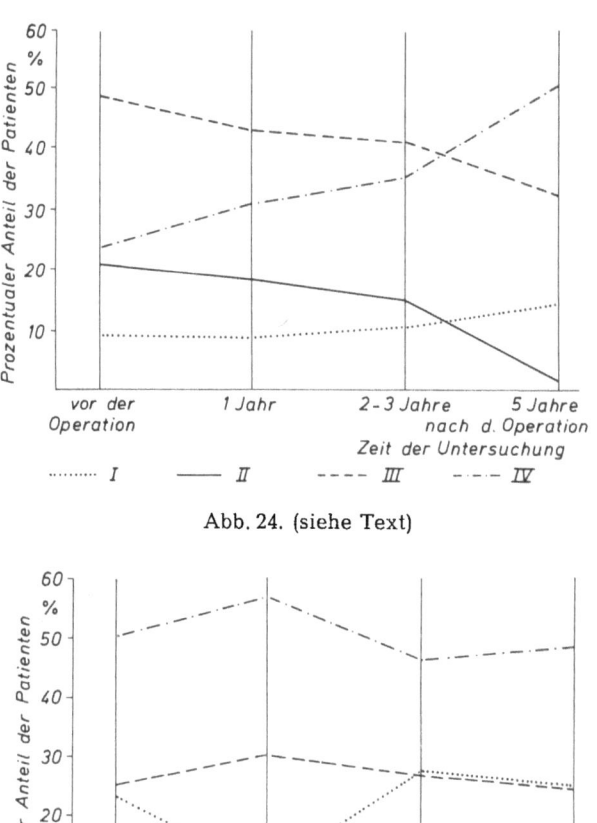

Abb. 24. (siehe Text)

Abb. 25. (siehe Text)

Der prozentuale Anteil der Patienten im Krankheitsstadium I ist während der ganzen postoperativen Beobachtungszeit (bis zum 5-ten Jahr nach der Synovektomie) gleich geblieben. Der Anteil der Patienten im Stadium II und III ist dagegen eindeutig kleiner geworden. Dafür wurde im 5-ten postoperativen Jahr der Anteil der Patienten im Stadium IV doppelt so groß als vor der Synovektomie (Abb. 24). Die Blutsenkungswerte haben in der postoperativen Periode kleine Schwankungen gezeigt. Sie lagen im ersten postoperativen Jahr bei den Patienten mit hohen Werten (51–100 mm/Stunde) etwas tiefer als vor dem Eingriff. 2–3 sowie 5 Jahre nach der Synovektomie waren sie wieder ähnlich wie vor der Operation (Abb. 25).

Die postoperativen Blutsenkungswerte von 27 Patienten, die wir mit den entsprechenden Werten vor der Operation verglichen haben, zeigten 5 Jahre nach der Operation eine eindeutige Zunahme (Abb. 26). Auch bei 10 Patienten, die während der 5jährigen Beobachtungszeit mehrmals synovektomiert wurden (an 3 großen oder 2 großen und mehreren kleinen Gelenken), konnte nach den Operationen keine Normalisierungstendenz der Blutsenkungswerte beobachtet werden. Der Vergleich der Serumeisenwerte (Abb. 27) und der Leukozytenzahlen (Abb. 28) im Blut des Patienten aus der prä- und postoperativen Periode zeigt keine größeren Unterschiede. Nur im 1-sten postoperativen Jahr lag die Zahl der pathologischen (niedrigen)

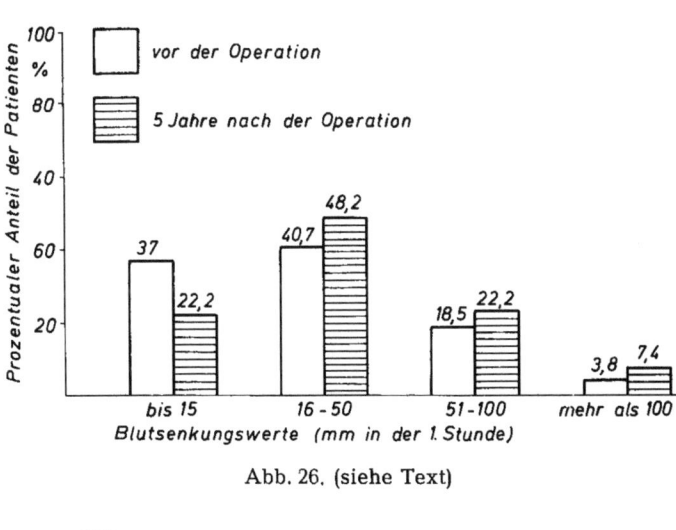

Abb. 26. (siehe Text)

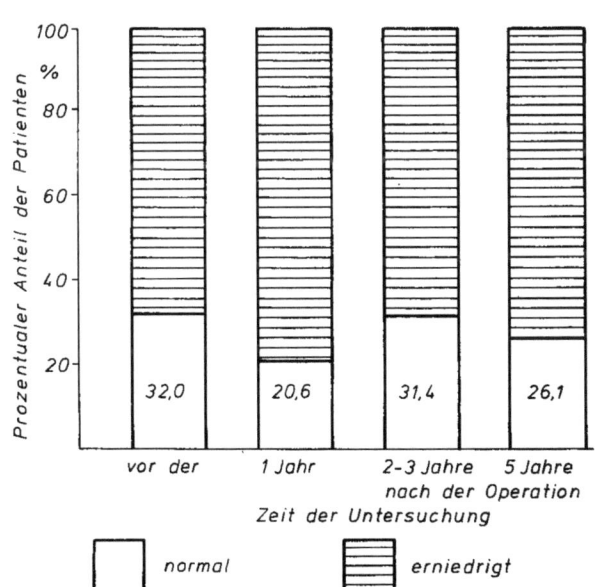

Abb. 27. (siehe Text)

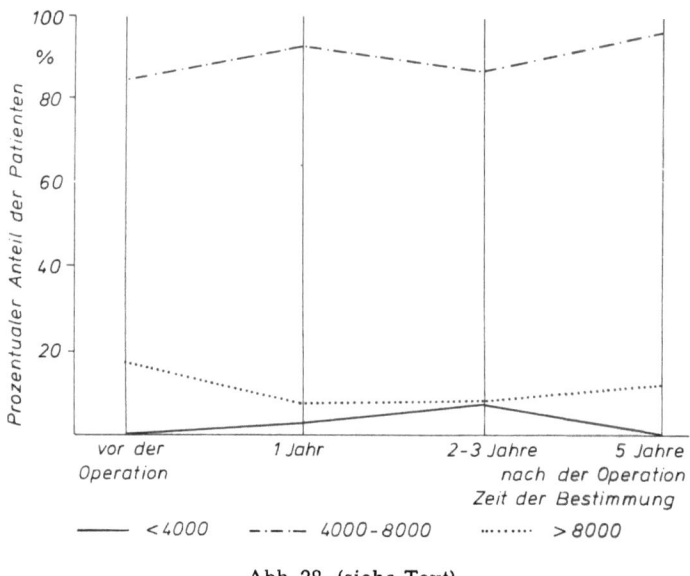

Abb. 28 (siehe Text)

Serumeisenwerte etwas höher als vor der Synovektomie. Dagegen war der Anteil der Patienten mit der positiven Rheumaserologie im Blut 1, sowie 2–3 Jahre nach der Synovektomie kleiner als vor der Operation (gilt für alle drei Methoden der Rheumafaktorbestimmung). Der Unterschied war für den *Singer-Plotz*-Test signifikant gesichert ($p < 0,05$). 5 Jahre nach der Operation aber hat die Zahl der Patienten mit positiver Rheumaserologie so stark zugenommen, daß ihr Anteil größer als vor der Synovektomie wurde (Abb. 29). Bei den 10 mehrmals synovektomierten Patienten waren die Rheumafaktoren im Blut vor der Operation 7 mal, nach den Operationen nur noch 5 mal positiv.

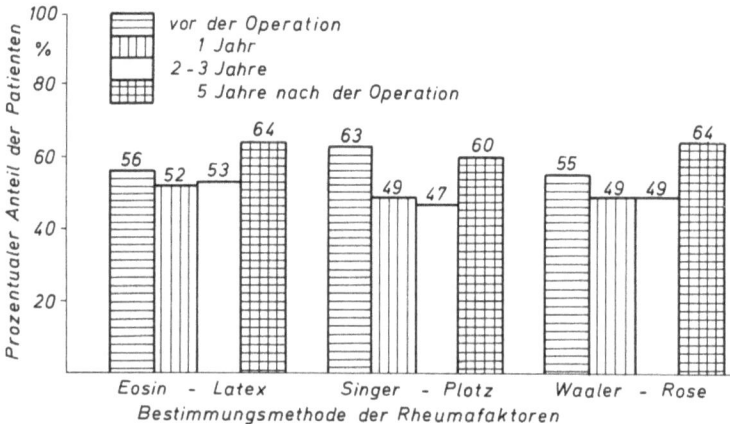

Abb. 29. (siehe Text)

Besprechung der Synovektomieergebnisse

In der Beurteilung der lokalen Synovektomieresultate sind sich die meisten Autoren im großen und ganzen einig (2, 9, 19, 20, 21). Ihre Anschauungen über die allgemeintherapeutische sowie präventive Synovektomiewirkung gehen dagegen oft auseinander (7, 10, 27). Diese Uneinigkeit entsteht hauptsächlich wegen der undurchschaubaren Situation nach der Synovektomie. Selbst der pcP-Verlauf als solcher, der bekanntlich gekennzeichnet ist durch Überraschungen, (Spontanremissionen psychische Einflüsse usw.), liefert die ersten Schwierigkeiten. Die postoperative, konservative Behandlungsart, deren Wirkungen von denen der Synovektomie nicht einfach zu trennen sind, ergibt die weiteren. Schließlich sind auch diejenigen Schwierigkeiten nicht ohne Bedeutung, die beim Vergleich der Operationsergebnisse verschiedener Autoren auftauchen (ungleiche Beobachtungszeiten, unterschiedliche Beurteilungskriterien usw.) (8, 16). Aus diesen Gründen müssen die präventiven und allgemein therapeutischen Synovektomieergebnisse mit der nötigen Vorsicht beurteilt werden.

Trotz der eher ungünstigen Ausgangssituation (bei fast $^3/_4$ der Operierten dauerte die pcP mehr als 5 Jahre, fast $^3/_4$ der Patienten gehörte zum Stadium III oder IV vor der Synovektomie) konnten bei mehr als $^3/_4$ unserer Patienten gute lokale Operationsresultate verzeichnet werden. Die Zahl der guten Operationsresultate war unabhängig davon, ob die Synovektomien bei jungen oder alten Patienten nach kurzer oder langer Krankheitsdauer sowie im Anfangs- oder fortgeschrittenen Stadium der pcP durchgeführt wurde. *Jakubowski* (20), Mohing (23), *Danielisz* (9), *Barbier* (2) und andere Autoren (8, 18) haben bei den Kniesynovektomien ähnliche Erfolge verzeichnen können. *Goldie* und *Schlossmann* (15), sowie Mc Even (22) haben gezielt die Abhängigkeit der Synovektomieresultate von den präoperativen Krankheitsstadien der pcP-Kranken untersucht. Sie haben diesbezüglich keine Abhängigkeit gefunden.

Gariépy (14) dagegen hat diese Abhängigkeit festgestellt. Seine guten Operationsresultate (79 % bei 56 Patienten) sind ausschließlich auf die Frühsynovektomien zu beziehen (Stadium I und II). Bei den Spätsynovektomierten (Stadium III und IV) hat er nur Mißerfolge verzeichnen können. *Hertel* (19) sah in 70 % der Fälle nach einer Spätsynovektomie ein unbefriedigendes Synovektomieergebnis. *Barnes* (3) meint, daß ein mehr als 5jähriger Befall des zur Operation vorgesehenen Gelenkes eine Kontraindikation zur Synovektomie darstelle.

Die Zahl der guten lokalen Synovektomieergebnisse war von den praeoperativen Blutsenkungswerten unserer Patienten unabhängig. *Vainio* (26), *Mason* (21), sowie *Morgan* und Mitarbeiter (24) fanden ebenfalls keine diesbezügliche Abhängigkeit. *Arden* (1) und *Drabløs* (11) behaupten dagegen, daß die guten lokalen Synovektomieergebnisse bei einer großen biohumoralen Krankheitsaktivität selten zu finden seien. Die Zahl der guten lokalen Operationsresultate war bei unseren Patienten mit präoperativ negativer Rheumaserologie im Blut größer, als bei denen mit präoperativ positiver. Der Unterschied ist für den *Singer-Plotz*-Test statistisch gesichert ($p<0,005$). *Barnes* (3) hat diese Abhängigkeit ebenfalls gefunden. Er behauptet sogar, daß man bei den Patienten mit sehr hohen Rhemafaktortitern im Blut, prinzipiell mit schlechten Synovektomieergebnissen rechnen müsse, Drabløs verneint eine derartige Abhängigkeit.

Ein überwiegender Teil unserer im Stadium I der Erkrankung operierten Patienten gehörte 5 Jahre nach der Synovektomie zum gleichen Krankheitsstadium. In derselben Zeit mußte dagegen ein beträchtlicher Teil der Spätsynovektomien (Stadium II und III) in ein höheres Krankheitsstadium eingestuft werden. Die Ergebnisse deuten darauf hin, daß man bei den Frühsynovektomierten mit einer gewissen präventiven Operationswirkung rechnen darf. Wie weit die postoperative konservative Behandlung bei diesen Ergebnissen eine Rolle gespielt hat, kann nicht eindeutig beantwortet werden. Sie wurde postoperativ bei Patienten aller Krankheitsstadien weiter geführt, genauso wie bei den nichtoperierten pcP-Kranken. Aus ethischen Gründen konnten wir uns nicht erlauben die sogen. Kontrollgruppen zu bilden.

In analoger Weise konnten Dupont (12) und andere Autoren (2, 18, 20, 26) bestätigen, daß bei den Frühsynovektomien mit einem längeren Anhalten der Besserung zu rechnen ist als bei den Spätsynovektomien.

Eine anhaltende Beeinflussung der Blutsenkungswerte durch die Operation konnte bei unseren Patienten nicht beobachtet werden. Eine gewisse Rückgangstendenz bei den Patienten mit hohen Blutsenkungswerten (51–100 mm/Stunde) war im 1-ten postoperativen Jahr feststellbar. Sie war jedoch im zweiten bis dritten, sowie im fünften postoperativen Jahr nicht mehr nachweisbar. Ähnlich liegende Ergebnisse stammen von ergänzenden Untersuchungen. Bei 27 Patienten, bei welchen die präoperativen Blutsenkungswerte mit ihren postoperativen verglichen wurden, lagen fünf Jahre nach der Operation die postoperativen eindeutig höher als die präoperativen. Der Einfluß der Synovektomie auf das Verhalten der Blutsenkungswerte wird von den verschiedenen Autoren unterschiedlich beurteilt. Vainio (26), Franke (13), sowie Mohing (23) haben z. B. eine Rückgangstendenz der Blutsenkungswerte nach den Eingriffen festgestellt. Die Untersuchungen dieser Autoren überblicken aber nur eine kurze Beobachtungszeit von höchstens 1 Jahr. Unter diesen Vorbehalten (nur eine Rückgangstendenz, nur auf kurze Zeit beschränkt), decken sich diese Ergebnisse mit den unserigen. In der Untersuchung von Crasselt und Schedwill (8) spricht man dagegen vom signifikanten Abfall der Blutsenkungswerte im ersten postoperativen Jahr. Mason (21) sowie Drabløs (11) behaupten, daß die postoperativen Blutsenkungswerte bei einem Teil der Patienten höher, bei einem anderen dagegen tiefer lagen als vor der Synovektomie.

Leukozyten- und Serumeisenwerte – unsere beiden weiteren Beurteilungskriterien der biohumoralen Krankheitsaktivität – haben keine Rückgangstendenz in der postoperativen Periode gezeigt. Vergleichbare Angaben waren in der Literatur nicht zu finden. Crasselt und Schedwill (8) haben ein anderes Beurteilungskriterium der biohumoralen Aktivität in ihre Untersuchungen einbezogen. Sie haben auf Grund des Verhaltens des C-reaktiven Proteins (CRP) die Rückgangstendenz der biohumoralen Krankheitsaktivität bestätigt gefunden.

Der Anteil unserer Patienten mit positiven Rheumafaktoren im Blut war ein sowie zwei bis drei Jahre nach der Synovektomie kleiner als vor der Operation. Im fünften postoperativen Jahr wurde der Anteil der Kranken mit positiver Rheumaserologie größer als präoperativ. Nur nach den mehrmaligen Synovektomien war der Anteil der Patienten mit positiven Rheumafaktoren noch im fünften postoperativen Jahr kleiner als präoperativ. Dieses Ergebnis scheint die Vermutung zu bestätigen, daß die immunoserologische Aktivität der pcP für gewisse Zeit gebremst werden kann, wenn entsprechend große Mengen der pathologisch veränderten Synovialmembrane beseitigt werden. Wahrscheinlich spielen die in der Synovialmembrane gebildeten Rheumafaktoren in der immunoserologischen Gesamtaktivität eine gewichtige Rolle. *Crasselt* und *Schedwill* (8) haben bei 50 % der Kranken einen Abfall der Rheumafaktortiter nach der Operation festgestellt, dagegen bei keinem der Patienten einen Titeranstieg. *Panova* und *Buchtojarowe* (25) berichten ebenfalls über den Abfall der immunoserologischen Krankheitsaktivität nach den Synovektomien. *Craechiolo* und *Bernett* (7) haben dagegen keine nennenswerte Verschiebungen der Rheumafaktortiter im Zusammenhang mit den Synovektomien festgestellt.

Über das Verhalten der Rheumafaktortiter in den Gelenkspunktaten können wir auf Grund unserer Beobachtungen keine bindenden Aussagen machen (wenig Rezidivergüsse; ein Teil dieser Ergüsse zeigt präoperativ negative Rheumaserologie). *Chrachiolo* und *Bernett* (7) fanden einen signifikaten (4 Titerstufen) Abfall der Rheumafaktortiter in den Gelenkspunktaten der pcP-Kranken nach den Synovektomien (bei 11 von 21 Patienten). Diese Ergebnisse können aber zweierlei Gründe haben. Sie können die Bremsung der Produktion der Rheumafaktoren bedeuten (Ausschaltung einer der Produktionsquellen der Rheumafaktoren) oder aber, daß gar kein echtes Synovitisrezidiv vorliegt. *Gschwend* (16) macht darauf aufmerksam, daß in der postoperativen Periode ein Teil der Gelenkspunktate den Charakter eines Reizergusses aufweist, wie er bei den degenerativen Gelenksveränderungen gefunden wird. Derartige Gelenksergüsse können in der postoperativen Periode bei vorbestehender (oder sich rasch entwickelnder) Gonarthrose auftreten und nur eine Aktivierung des degenerativen Gelenkprozesses bedeuten. Auch bei Instabilität der Gelenke, Chondromalazien usw. (Begleiterscheinungen der pcP im fortgeschrittenen Stadium), können derartige Gelenksergüsse gefunden werden.

Zusammenfassend kann also gesagt werden, daß weder das Patientenalter, noch die Krankheitsdauer oder das Krankheitsstadium einen entscheidenden Einfluß auf die Zahl guter lokaler Operationsresultate bei den Knie-Synovektomien gezeigt haben. Die Synovektomieresultate waren auch von der präoperativen biohumoralen Krankheitsaktivität (auf Grund des Verhaltens der Blutsenkungswerte, der Leukozyten- und Serumeisenwerte im Blut der Kranken gemessen) unabhängig. Bei den Patienten mit präoperativ negativer Rheumaserologie im Blut waren die Erfolgsquoten der Kniesynovektomien größer als bei den Kranken, deren präoperative Rheumaserologie positiv war.

Bei den Patienten, die im Anfangsstadium (Stadium I) der Erkrankung synovektomiert wurden, konnte man Ansätze einer präventiven Operationswirkung finden. Die Spätsynovektomien haben das Fortschreiten der Krankheit nicht aufhalten können. Die biohumorale Krankheitsaktivität konnte durch die Knie-Synovektomie nicht positiv beeinfluß werden. Weder Früh- noch Spätsynovektomie haben diesbezügliche Unterschiede gezeigt. Die Knie-Synovektomien scheinen die immunoserologische Krankheitsaktivität für gewisse Zeit bremsen zu können. Der Grad und die Dauer der Beeinflussung hängt wahrscheinlich unter anderem von der Menge der entfernten pathologisch veränderten Synovialmembrane ab.

Literatur

1. *Arden, G. P.*, The results of synovectomy in rheumatoid arthritis. *Chapchal, G.*, Synovectomy and arthroplasty in rheumatoid arthritis – 2nd Internat. Symp. 1967 Basle, Switzerland, 83 (Stuttgart 1967). – 2. *Barbier, M.*, Die Synovektomie in der Behandlung der pcP, Ergebnisse bei 100 Kniegelenk- und 300 Fingergelenksynovektomien. Inaugural-Dissertation Universität (Zürich 1972). – 3. *Barnes, C. G.*, Indications and contraindications for synovectomy of the knee joint in rheumatoid arthritis. *Chapchal, G.*, Synovectomy and arthroplasty in rheumatoid arthritis – 2nd Internat. Sympos. 1967 (Basle, Switzerland) 26 (Stuttgart 1967). – 4. *Böni, A.*, Therapwoch. **20**, 17, 708 (1970). – 5. *Branemark, P. J., R. Ekholm, J. Goldic, J. Lindström*, Acta Rheum. Scand. **13**, 161–189 (1967). – 6. *Cech, O., F. Stryhal*, Synovectomy of the knee joint in rheumatoid arthritis. *Chapchal, G.*, Synovectomy and arthroplasty in rheumatoid arthritis – 2nd Internat. Symp. 1967 (Basle, Switzerland) 35 (Stuttgart 1967). – 7. *Carcchiolo, A., E. V. Bernett*, Arthr. Rheum. **12**, 415 (1969). – 8. *Crasselt, C., K. Schedwill*, Z. Rheumaforschg. **30**, 10–118 (1971). – 9. *Danielisz, L.*, Aeta Arthop. Belg. **63**, 58 (1972). – 10. *De Sèze, S., J. Debeyre, N. Debeyre, J. Couchet*, Rev. Rhum. **34**, 7–8 (416–429), (1967). – 11. *Drabløs, P. A.*, Scand. J. Rheumat. **1**, 49 (1972). – 12. *Dupont, M.*, Acta orthop. belg. **33**, 389–510 (1967). – 13. *Franke, M.*, Therapwoch. **37**, 3212–3219 (1973). – 14. *Gariépy, R.*, The prophylactic effect of synovectomy of the knee in rheumatoid arthritis. *Chapchal, G.*, Synovectomy and arthroplasty in rheumatoid arthritis – 2nd Internat. Symp. 1967 (Basle, Switzerland) 55 (Stuttgart 1967). – 15. *Goldie, J., D. Schlossmann*, Clinical Orthop. and related research **64**, 98 (1969). – 16. *Gschwend, N.*, Die operative Behandlung der progressiv chronischen Polyarthritis (Stuttgart 1968). – 17. *Gschwend, N.*, Präventive Operationen bei pcP (Synovektomien). Die primär chronische Polyarthritis Diagnose und Therapie, Hrsg. *R. Bauer* (Stuttgart 1973). – 18. *Gschwend, N., J. Winer, A. Böni*, Therap. Umschau **31**, 475 (1974). – 19. *Hertel, E.*, Orth. Grenzgeb. **608** (1971). – 20. *Jakubowski, S.*, Rehabilitation of the operated knee-joint. *Chapchal, G.*, Synovectomy and arthroplasty in rheumatoid arthritis – 2nd Internat. Symp. 1967 (Basle, Switzerland) 59 (Stuttgart 1967). – 21. *Mason, R. M.*, Results of synovectomy of the knee joint in rheumatoid arthritis. *Chapchal, G.*, Synovectomy and arthroplasty in rheumatoid arthritis – 2nd Internat. Symp. 1967 (Basle, Switzerland) 47 (Stuttgart 1967). – 22. *Mc Ewwn, C.*, New Engl. J. Med. **279**/8 (420–422), (1968). – 23. *Mohing, W.*, Deutsch. Med. Wochschr. **43**, 1961 (1967). – 24. *Morgan, E. S., W. M. Boger, B. C. Gilliland, S. Meyerowitz*, Arthr. and Rheumat. **13**, 761 (1970). – 25. *Panova, M. J., F. E. Buchtojarowa*, The results of synovectomy of the knee joint in various stages of rheumatoid arthritis. *Chapchal, G.*, Synovectomy and arthroplasty in rheumatoid arthritis – 2nd Internat. Symp. 1967 (Basle, Switzerland) 53 (Stuttgart 1967). – 26. *Vainio, K.*, Rheumatism **22**, 10 (1967). – 27. *Winer, J., A. Böni, W. Busse*, Medecine et Hygiène **30**, 1959–1961 (1972).

MIX
Papier aus verantwortungsvollen Quellen
Paper from responsible sources
FSC® C105338

If you have any concerns about our products,
you can contact us on
ProductSafety@springernature.com

In case Publisher is established outside the EU,
the EU authorized representative is:
**Springer Nature Customer Service Center GmbH
Europaplatz 3, 69115 Heidelberg, Germany**

Printed by Libri Plureos GmbH
in Hamburg, Germany